AF464258

ÉTUDE THÉORIQUE & CLINIQUE

DES

EAUX MINÉRALES

(CHLORO-BROMO-IODURÉES)

DE

SALIES DE BÉARN

PRÉCÉDÉE DE

DOCUMENTS HISTORIQUES

TOPOGRAPHIQUES, GÉOLOGIQUES ET CHIMIQUES

PAR

LE D[r] DE COUSTALÉ DE LARROQUE

MÉDECIN PAR QUARTIER DE L'EMPEREUR

OFFICIER DE L'ORDRE IMPÉRIAL DE LA LÉGION D'HONNEUR

MÉDECIN CONSULTANT AUX EAUX DE SALIES

DU 15 JUIN AU 15 OCTOBRE

PARIS

ADRIEN DELAHAYE, LIBRAIRE-ÉDITEUR

RUE DE L'ÉCOLE-DE-MÉDECINE

1865.

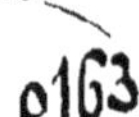

ÉTUDE THÉORIQUE & CLINIQUE

SUR LFS

EAUX MINÉRALES

DE

SALIES DE BÉARN

PARIS — IMPRIMERIE WIESENER ET COMP., RUE DELABORDE, 12.

ÉTUDE THÉORIQUE & CLINIQUE

DES

EAUX MINÉRALES

(CHLORO-BROMO-IODURÉES)

DE

SALIES DE BÉARN

PRÉCÉDÉE DE

DOCUMENTS HISTORIQUES

TOPOGRAPHIQUES, GÉOLOGIQUES ET CHIMIQUES

PAR

LE Dr DE COUSTALÉ DE LARROQUE

MÉDECIN PAR QUARTIER DE L'EMPEREUR

OFFICIER DE L'ORDRE IMPÉRIAL DE LA LÉGION D'HONNEUR

MÉDECIN CONSULTANT AUX EAUX DE SALIES

DU 15 JUIN AU 15 OCTOBRE

PARIS

ADRIEN DELAHAYE, LIBRAIRE-ÉDITEUR

RUE DE L'ÉCOLE-DE-MÉDECINE.

1865.

PRÉFACE

En publiant, l'an dernier, un opuscule hydrologique sur les Eaux chlorurées sodiques et bromo-iodurées de Salies de Béarn, nous étions animé du sentiment de la reconnaissance et nous accomplissions l'heureuse mission de faire revivre scientifiquement le nom que nous avons l'honneur de porter dans un pays qui, depuis plusieurs siècles, de génération en génération, fut le berceau de nos pères.

Constatons ici, tout d'abord, combien la Providence s'est montrée généreuse en nous favorisant du bienveillant accueil des habitants de Salies, que nous ne saurions trop remercier pour leur concours incessant et désintéressé en faveur de l'œuvre commune.

Nous avions également fait appel à nos confrères, dont quelques-uns, confiants dans notre parole, ont eu la courageuse initiative de nous adresser des malades; les résultats, pour tous, ont été favorables et nous ont mis à même, dès cette année, en les joignant à notre deuxième édition, de faire encore mieux connaître la valeur spéciale et curative des eaux de Salies, par la publication de 24 observations de choix.

Nous ne terminerons pas cette courte préface sans dire combien nos efforts laisseraient encore à désirer si, dès aujourd'hui, nous ne pouvions les étayer de la protection de l'Administration supérieure.

Grâce aux études faites par M. le Sous-Préfet d'Orthez, ainsi qu'à sa bienveillante sollicitude pour Salies, cette ville lui doit aujourd'hui l'important concours de M. le Préfet du département.

En effet, sous l'influence de ce haut fonctionnaire, si éclairé sur toutes ces questions, le Conseil municipal a voté une première somme de 37,000 fr. pour l'embellissement, l'amélioration de ses Bains et l'aménagement de ses Eaux : C'est ainsi que l'Établissement, qui fait face à la route Impériale, sera précédé d'un beau Jardin anglais servant de promenade aux baigneurs et d'introduction aux thermes.

Tous ces projets, qui étaient à l'étude, seront exécutés au printemps sous la direction de M Boura, l'un de nos ingénieurs les plus distingués.

Glorifions-nous donc, puisque, en deux années, la ville de Salies, dont l'existence thermale était inconnue, malgré la valeur et la richesse de ses Eaux, va prendre désormais une place importante à côté de ses aînées, et faire du département des Basses-Pyrénées un véritable duché de Nassau.

DOCUMENTS HISTORIQUES

ET

TOPOGRAPHIQUES

CHAPITRE PREMIER

SALIES

DOCUMENTS HISTORIQUES & TOPOGRAPHIQUES

L'importance de Salies remonte au VIIe siècle ; déjà les vertus curatives de ses eaux étaient connues, la fabrication du sel en vigueur ; elle avait ses deux églises, Saint-Vincent et Saint-Martin ; ses archives, ses règlements particuliers, que plusieurs souverains, à diverses époques, ont rendus plus larges en faveur des habitants.

Vers la fin du XIe siècle, un seigneur, chassant aux environs, poursuivait un sanglier, qui, blessé mortellement, traversa une grande mare et vint mourir sur la lisière d'un bois voisin. Les chasseurs, surpris de trouver le corps de ce sanglier couvert de sel, cherchèrent la cause de ce phénomène, et découvrirent des ouvrages souterrains qui dirigeaient une source jusqu'à la mare d'eau salée. Telle fut l'origine de *Salies* (la ville du sel).

Plus tard on perpétua le souvenir de la légende qui lui donnait son nom, en faisant prendre à la ville pour ses armoiries, un sanglier mort, avec cette devise béarnaise :

« *Si you nou yery mourt, arres nou bibere.* »

Après cette découverte les propriétaires des terres voisines vinrent puiser arbitrairement à la source ; bientôt à l'entour s'aggloméra une population nombreuse et qui devint assez importante pour former une bourgade, puis une ville.

L'un des habitants, plus ingénieux, trouva le moyen de convertir l'eau en sel ; une branche d'industrie s'ouvrit alors ; faible au début, mais bientôt améliorée par un Romain, qui enseigna l'art de vaporiser le sel au moyen de poêles ou chaudières en plomb : la maison dans laquelle se firent les premières fabrications existe encore sur le bord du *Saleys* et s'appelle la Rome ou Roume ; le quartier qui l'environne a conservé le nom de la Roumette.

Cette source ou fontaine (ainsi qu'on l'appelle) a donc toujours appartenu aux habitants de Salies, qui ont fait de son exploitation leur principale industrie.

On ne connaît pas de titre primordial qui leur en ait conféré la propriété. Les guerres civiles, l'incendie des archives, pendant la domination des Anglais, ont fait disparaître les anciens documents relatifs à cette question ; mais la tradition nous a transmis, de génération en génération, et établi suffisamment l'authenticité des faits que nous rapportons.

Au reste, notre intention n'est pas de suivre Salies dans ses différents modes administratifs et les nombreuses péripéties de l'exploitation de sa fontaine ; nous tenons, au contraire, à faire ressortir que ce pays si richement doté sous tous les rapports, mais surtout du côté de l'intelligence, a cependant détourné les yeux du véritable trésor que la Providence a placé sous sa main.

Ainsi, nous voyons, en 1052, Sanche Guillaume, duc de Gascogne, recouvrer la santé dans un voyage qu'il fit à Salies ; et, par reconnaissance, fonder un monastère de bénédictins, sous l'invocation de saint Pierre, à Saint-Aulaire de Lassus.

« Il l'enrichit, dit l'historien Marca, de meubles précieux, lui fit don de vingt-cinq vases d'argent et quatorze de cristal ; il déposa sur l'autel de la chapelle sa ceinture enrichie de pierreries et ses armes artistement travaillées en or, etc., etc. »

Quelles sont les Eaux qui, dans leurs annales, peuvent enregistrer un fait plus concluant ?

Aujourd'hui, les habitants de Salies ont compris que cette source féconde, intelligemment exploitée, allait augmenter la prépondérance et doubler la prospérité de leur beau pays.

Ils se sont mis à l'œuvre et nous ne doutons plus du succès.

Salies est la station d'eaux minérales des Pyrénées la plus voisine de Paris ; le trajet se fait en dix-huit heures par le chemin de fer d'Orléans à Bordeaux ; de Bordeaux à Dax et de Dax à Puyoo.

On prend à Puyoo une voiture-omnibus qui conduit à Salies en trois quarts d'heure.

Un embranchement de voie ferrée part aujourd'hui de Bayonne, passe à Puyoo, à Orthez, et s'arrête à Pau; la distance à parcourir de Bayonne à Puyoo est de 47 kilomètres; de Puyoo à Pau, en passant par Orthez, de 54 kilomètres environ. Biarritz est à la porte de Bayonne.

Le voisinage de Biarritz, de Bayonne, d'Orthez et de Pau permet aux baigneurs de Salies les pérégrinations les plus intéressantes. Salies est donc au centre de cette principauté de Béarn et de la basse Navarre qui comprend le département des Basses-Pyrénées, seuls restes du royaume qui fut enlevé au grand-père d'Henri IV par Ferdinand d'Aragon.

La partie des Pyrénées qui l'avoisine offre des montagnes couronnées de forêts ; ce ne sont plus des sommets orgueilleux que couvrent des glaciers éternels, mais des vallées riantes et peuplées, des sites enchanteurs ; à leur base s'étendent des collines couvertes de vignes ; sur les rives du Gave de Pau, des plaines riches en céréales, et partout enfin, pour le voyageur, des promenades accidentées, mais toujours accessibles, étendues et sans dangers.

Ajoutons aussi que l'Espagne, notre voisine, trouvera dans cette station toute spéciale et d'une richesse exceptionnelle, le complément indispensable à ses eaux.

CHAPITRE II

GÉOLOGIE DES EAUX DE SALIES *

Pour donner plus d'authenticité à notre travail, nous ne pouvons mieux faire que d'emprunter aux recherches géologiques et chimiques, publiées déjà en 1860 par MM. Reveil et O. Henry père et fils ** :

« Les eaux salées de la chaîne des Pyrénées sont riches en chlorure de sodium; elles renferment, en outre, des chlorures de potassium et de calcium, des sulfates de chaux, de magnésie, de soude et de

* Notice sur les Eaux mères et les Sels de Salies de Béarn. 1860. (G. Baillière. Paris.

** Dietrich, *Description des gîtes de minerais pyrénéens*, p. 425 et 426. — Levallois, *Annales des Mines*, 1re série, t. IV, p. 409. — Dufrênoy, *Mémoires pour servir à une description géologique de la France*, t. II, p. 96 et 98. — Palasson (suite des Mémoires), p. 59 et 113.

potasse, des carbonates de chaux et de magnésie; enfin on y trouve des traces d'iodure et de bromure de sodium. »

« Après le chlorure de sodium, c'est le sulfate de chaux qui est le plus abondant; le sulfate de magnésie et les carbonates de chaux et de magnésie viennent ensuite. »

« M. Leymerie (1), qui a publié un Mémoire fort important sur l'origine des sources salées des Pyrénées, a remarqué qu'on voyait apparaître les eaux salées au voisinage des affleurements des ophites dans les terrains plus ou moins disloqués par les soulèvements accompagnés de matières, de vapeurs et de gaz qui ont entraîné diverses substances; on expliquerait ainsi l'imprégnation par le bitume des molasses et faluns, ainsi que des sables des landes; celle des argiles de bastène par le fer oligiste, et la transformation du calcaire en gypse par les eaux sulfureuses. »

« Les géologues s'accordent généralement aujourd'hui pour diviser en deux groupes les dépôts de sels gemmes. Ou ces dépôts sont contemporains de terrains dans lesquels on les rencontre, et alors on les trouve toujours dans les mêmes terrains; ils ne sont jamais situés, dans ce cas, dans le voisinage

(1) Mémoires de l'Académie des sciences, inscriptions et belles-lettres de Toulouse, 3e série, t. V, p. 11 et suiv.

des terrains volcaniques; ils appartiennent presque exclusivement au keuper ou au trias, et particulièrement aux marnes irisées; et enfin les couches salines font partie de la stratification du terrain dans lequel elles sont placées; tels sont les dépôts qui s'étendent de Dieuze à Château-Salins, le long de la vallée de la Seille, et celui de Northwich, en Angleterre; ou bien le sel gemme est postérieur à la formation du terrain, et par opposition alors on le trouve dans différents terrains, tels que la partie supérieure du lias à Bex (Suisse), le calcaire jurassique à Salzbourg, et dans la craie à Salies de Béarn, à Cardone (Espagne), et à Wieliczka (Pologne); de plus, ces couches se remarquent toujours aux environs des roches ignées; de sorte que sa formation paraît liée à des phénomènes du même ordre que ceux qui produisent des éruptions volcaniques. »

« Les sources de Salies, ainsi que les circonvoisines, appartiennent au premier groupe; nous empruntons à l'ouvrage de M. Filhol, sur les eaux des Pyrénées (page 466), l'opinion de M. Leymerie sur cette question : »

« Quant à l'origine du sel, dit M. Leymerie, il est naturel de la chercher dans les deux mers qui baignent les deux extrémités de la chaîne et qui devaient même battre une partie de sa base à une époque récente géologiquement, si l'on en juge par les dépôts marins modernes que l'on voit s'avancer jusqu'à une certaine distance, soit à partir de la Méditerranée, soit à partir de l'Océan. On verra, en effet, que c'est dans les Corbières et surtout dans le département des Basses-Pyrénées que se trouvent les gîtes salifères les plus riches; la Haute-Garonne et les Hautes-Pyrénées, qui occupent la partie centrale, n'ont tous deux qu'une seule source. Il n'est pas jusqu'à la supériorité des gîtes des Basses-Pyrénées, par rapport à ceux des Corbières, qui ne soit expliquée, dans cette hypothèse, par la plus grande extension des dépôts marins modernes du côté de Loreau.

« On voit que nous considérons tous les gîtes pyrénéens comme appartenant à la classe de ceux que l'on a appelés éruptifs. L'irrégularité de ces dépôts, leur association habituelle avec les gypses, les bitumes et les ophites, au milieu des terrains plus ou moins disloqués, vont confirmer cette manière de voir, qui est également celle de M. Dufrênoy. »

« Ainsi, pour M. Leymerie, toutes les sources salées que l'on trouve dans les Pyrénées doivent leur origine à des masses de sel gemme ou à des marnes imprégnées de sel; à l'appui de son opinion, il fait valoir les considérations suivantes :

« 1° Les sources salées sont accompagnées des

mêmes circonstances qui signalent aussi les gîtes de sels gemmes;

« 2° Le sel gemme, positivement reconnu dans les Basses-Pyrénées et dans l'Ariége, à Camarade, s'y trouve en des localités où existent aussi des sources salées, et c'est même sur cette seule indication qu'on a entrepris des sondages qui ont amené la découverte du sel;

« 3° Aucune des sources salées pyrénéennes n'a une thermalité prononcée;

« 4° Enfin, dans plusieurs gisements d'eau salée on a remarqué qu'après l'épuisement, la source devenait plus douce et ne reprenait sa salure ordinaire qu'au bout d'un temps plus ou moins considérable.

« Les gîtes salifères de Briscous et de Camarade sont mélangés de sulfate de chaux et de magnésie, et souillés par du sable.

« Les gîtes de Salies (Béarn) et d'Oraas sont remarquables par leur richesse; le banc est situé à 63 mètres de profondeur, il a plus de 15 mètres d'épaisseur à Oraas. »

CHAPITRE III

DE LA SOURCE DE SALIES

CARACTÈRES PHYSIQUES. — COMPOSITION CHIMIQUE. — TABLEAU COMPARATIF DE LA RICHESSE DES PRINCIPALES SOURCES CHLORURÉES SODIQUES.

« Les sources de Salies sourdent à la base d'une colline gypseuse, et se réunissent au centre de la ville dans un réservoir qui, jusqu'en 1841, était à ciel ouvert.

« Pendant l'été, les enfants s'y baignaient le jour et les hommes la nuit, ce qui contribuait à la réputation de la race salisienne pour sa force, sa haute taille et sa belle conformation.

Les travaux qui couvrent ce réservoir viennent aujourd'hui d'être terminés ; ils représentent un bassin quadrilatère assez profond vers le centre, ayant environ quinze mètres sur tous ses côtés; il est surmonté d'une voûte qui se nivelle avec la place du Baillat * ; cette voûte est espacée de larges orifices ou prises d'air.

Nous ignorons dans quel but, soit d'embellissement, soit de préservation des eaux pluviales, ou de captage, ces travaux, fort onéreux pour la ville, ont été faits ; nous dirons seulement qu'au point de vue historique nous les regrettons, parce qu'ils retirent à la ville de Salies une partie de ses souvenirs, ainsi que de son originalité balnéaire.

Le mélange des eaux marque de 20 à 22° à l'aréomètre de Beaumé, la fontaine dite de la Trompe, exploitée du temps de Diétrich, n'est plus employée.

L'usine à évaporation de l'eau et l'établissement des bains sont situés à une distance de 150 mètres environ de la fontaine; les eaux qui se rendent à l'usine par un conduit souterrain y sont dirigées par un système hydraulique nouveau.

---

* Mairie.

CARACTÈRES PHYSIQUES

« L'eau de Salies est limpide, incolore, d'une saveur fortement salée, avec un arrière-goût amer ; sa densité, prise à 0 + 15 degrés, a été trouvée égale à 1,208 ; un litre de cette eau évaporée avec précaution au bain de sable a laissé un résidu pesant 255 gr. 60. Ce résidu était ainsi composé :

Sels solubles.	Sulfate de soude, — de chaux, — de magnésie. Chlorure de sodium, — de calcium, — de magnésium. Iodure de sodium. Bromure de magnésium.	
Matières insolubles.	Matières organiques. Silice. Sesquioxyde de fer.	1,666.

« O. Reveil, O. Henry fils. »

ANALYSE QUANTITATIVE DE L'EAU DE SALIES

PAR M. O. HENRY PÈRE

Bulletin de l'Académie de médecine, 1856-1857, t. XXII, p. 501

Avant de donner l'analyse quantitative des eaux de Salies par M. O. Henry père, nous croyons convenable de signaler ici que M. Pommier, pharmacien de cette ville, avait déjà reconnu, en 1834, dans les eaux mères de la fontaine de Salies, la présence de l'iode et du brome à l'état d'hydriodate et d'hydrobromate de potasse, ainsi que l'on peut le constater. (*Journal de Pharmacie*, XI, p. 256 ; XIII, p. 189 et 268.)

ANALYSE QUANTITATIVE.

Chlorures anhydres	de sodium..................	216.020
	de potassium..................	2.080
	de calcium..................	traces.
	de magnésium..................	
	A reporter.........	218.100

	Report............	218.100
Sulfates anhydres.	de soude .... de potasse....................... de magnésie .... de chaux................	9.750
Iodures alcalins..		traces.
Bromures alcalins..		1.050
Phosphates, silice, sesquioxyde de fer................		traces.
Matière organique..		5.500
Bicarbonate de chaux......................... — de magnésie.		traces.
		234.400

MM. O. Reveil et O. Henry fils font remarquer que s'il existe une grande différence entre les résultats obtenus (255,60) et ceux de M. O. Henry père (234,400), ces différences s'expliquent en ce que, dans l'analyse de M. O Henry père, les sels sont supposés anhydres, tandis que ceux qu'ils ont obtenus retenaient toute leur eau de cristallisation ; de plus, la matière organique, les bicarbonates de chaux et de magnésie, ainsi que les iodures, n'ont pas été dosés, tandis que tous ces corps sont compris dans leur évaluation.

Les mêmes auteurs signalent aussi comme important au point de vue de l'analyse, qu'à l'époque de cette publication, la fontaine de Salies était encore à ciel ouvert, et que les eaux pluviales s'y trouvaient mélangées en plus ou moins grande quantité.

« M. Lamieussens, pharmacien à Orthez, dans un rapport fait au conseil d'hygiène de l'arrondissement, indiqua qu'au moyen du procédé de MM. O. Henry fils et Humbert, il était parvenu à isoler du brome de l'eau elle-même.

« Ce procédé consiste à précipiter l'eau par un excès d'azotate acide d'argent : après avoir lavé et séché le précipité, on le mélange intimement avec du cyanure d'argent, et on introduit le tout dans un tube à chaux, aux extrémités duquel on place un petit tampon de ouate, et on fait passer un courant de chlore sec et pur ; le bromure et l'iodure de cyanogène formés peuvent être séparés l'un de l'autre en élevant la température vers 25 degrés ; le bromure se volatilise et l'iodure reste pour résidu.

« C'est en opérant ainsi, continue M. O. Reveil, que nous sommes arrivés à pouvoir doser l'iode et le brome dans les eaux et dans leurs produits, et que nous avons obtenu, pour 1,000 grammes d'eau :

Bromure de cyanogène	0.03500
Iodure de cyanogène	0.03500

soit :

Brome	0.02627
Iode	0.02807

En admettant que le brome se trouve dans cette eau à l'état de bromure de magnésium, et l'iode à l'état d'iodure de sodium, il en résulte que 1,000 grammes d'eau renfermeraient :

Bromure de magnésium	0.03021
Iodure de sodium	0.03315

EXAMEN DE L'EAU CONDENSÉE.

Cette eau condensée, et qui est le résultat de l'évaporation des chaudières de l'usine à fabriquer le sel, en outre des chlorures, donne pour 1,000 grammes d'eau :

Bromure de cyanogène	0.011
Iodure de cyanogène	0.155

soit :

Brome	0.00825
Iode	0.12403

En d'autres termes, cette eau contient, pour 1,000 grammes :

Bromure de magnésium	0.00949
Iodure de sodium	0.14648

c'est-à-dire 15 centigrammes d'iodure alcalin par litre.

« Cette proportion plus grande d'iodure dans l'eau condensée est parfaitement d'accord avec tout ce que l'on sait sur la facilité avec laquelle l'iodure de sodium est entraîné pendant l'ébullition de l'eau qui en contient *.

* C'est par cette raison que l'établissement de Salies n'ayant pas encore de système de chauffage à vapeur pour ses bains, nous sommes dans l'habitude de faire tenir les cuves chaudes, d'eau minérale ou naturelle, à la température la plus élevée, pour nous laisser la faculté de refroidir nos bains par l'eau minérale froide.

EXAMEN DES EAUX MÈRES.

« Les eaux mères ont généralement une densité très-grande ; elles sont inodores, leur couleur est fauve ou brunâtre, leur saveur âcre et salée. Comparativement, celles de Salies sont moins colorées, leur saveur est la même, leur densité est de 1,221. — 1,000 grammes, évaporés à siccité, ont laissé un résidu pesant 290 grammes ; il était ainsi composé :

Sulfates...	de magnésie	traces.
	de soude	
	de chaux..	
Iodure de sodium.		
Bromure de magnésium.		
Chlorures...	de sodium.	
	de calcium.	
	de magnésium.	
Sesquioxyde de fer.		
Matières organiques et silice.		

Dosage de l'iode et du brome :

Bromure de cyanogène..................	0.04375
Iodure de cyanogène....................	0.03875

soit :

Bromure de magnésium................	0.0377545
Iodure de sodium........................	0.37984

Bien que ces chiffres s'éloignent considérablement de ceux qui ont été donnés dans une analyse faite par

MM. Figuier et Mialhe *, MM. Reveil et Henry fils affirment que malgré des recherches multiples, ils sont constamment arrivés aux mêmes résultats.

TABLEAU COMPARATIF

« Les eaux chlorurées sodiques et bromo-iodurées de Salies sont les plus riches que l'on connaisse ; on ne cite comme s'en rapprochant que les eaux salines froides d'Arbonne (Savoie), contenant 280 grammes de sel marin par litre ; si ce chiffre est exact, elles devraient être placées avant les eaux de Salies qui renferment un peu moins de sel.

« Afin de faire ressortir la richesse des eaux de Salies, nous rappellerons ici quelles sont les proportions de sels contenus dans un litre d'eau des principales sources chlorurées sodiques et la richesse minérale comparative des eaux mères de ces sources.

* Examen comparatif des principales eaux minérales salines d'Allemagne et de France, sous le rapport chimique et thérapeutique. — Mémoire lu à l'Académie de médecine le 23 mai 1848.

Tableau de la richesse des principales sources chlorurées sodiques et des eaux mères qu'elles fournissent.

NOMS DES SOURCES	QUANTITÉ de sel renfermée dans un litre d'eau	QUANTITÉ de sel renfermée dans un litre d'eaux mères	AUTEURS DES ANALYSES
Montmorot (Lons-le-Saunier).	»	370.60	Braconnot.
Bex, près Lavey.	»	292.49	Pyrame Morin.
Salies (Béarn).	255.00	290	O. Henry père et fils et O. Reveil.
Hamman-Melouane.	30.05	. . . . . .	De Marigny Desfosses.
Salins (Jura.)	29.990	257.720 (Dumas, Pellouze Favre).	
Nauhein (Hesse-Électorale). . .			
— Friederich-Wilhem. . . .	40.3	. . . . . .	Chatin, Bromeis
— Grosser Sprudel.	28.4		
— Salsbrunnen.	25.50		
Kurbrunnen	17.4382		
Salies (Haute-Garonne)	34.065	. . . . . .	Filhol.
Hombourg (Hesse).	16.985	. . . . . .	Liebig.
Soden.	15.691	. . . . . .	Figuier et Mialhe
Anzin (Nord).	14.6		
Wildegg (Suisse).	14.377	. . . . . .	Lauré.
Kreuznach (Prusse).	12.4819	316.6 (Ozann.)	Liebig.
Cheltenham (Angleterre). . . .	11.019	. . . . . .	Parker et Brandes.
Ischia (Sicile).	10.419	. . . . . .	Lancelloti.
Balaruc.	9.080	. . . . . .	Marcel de Serres et Figuier.
Kissingen (Bavière).	8.55492	. . . . . .	Liebig.
Bourbonne-les-Bains.	7.546	. . . . . .	Nivet, Mialhe et Figuier.
Saint-Nectaire.	7.01	. . . . . .	Nivet.
La Bourboule.	6.6695	. . . . . .	Lecoq.
Heibrunn (Bavière).	4.900	. . . . . .	Barruel.
Bourbon-l'Archambault.	4.357	. . . . . .	O. Henry.
Baden-Baden.	3.000	. . . . . .	Kœlreuter.
Tercis (Landes).	2.538	. . . . . .	Thore et Meyrac
Bourbon-Lancy (Saône-et-Loire).	1.751	. . . . . .	Berthier.
Hamman-Mescouin (Constantine).	1.45681	. . . . . .	Tripier.
Luxeuil.	1.113	. . . . . .	Braconnot.
Néris	1.110	. . . . . .	Berthier.
Wildbab (Wurtemberg)	0.594		
Gastein (Autriche).	0.341	. . . . . .	Helfft.

O. REVEIL ET HENRY FILS.

CHAPITRE IV

GÉNÉRALITÉS

SUR

QUELQUES CLASSES D'EAUX MINÉRALES

GÉNÉRALITÉS SUR QUELQUES CLASSES D'EAUX MINÉRALES

Des discussions se sont élevées déjà sur la similitude et la valeur thérapeutique des sources chloro-bromo-iodurées et de l'eau de mer.

Sans entrer ici dans la question théorique et d'analyse comparative faite depuis longtemps par de savants chimistes, tels que MM. Figuier et Mialhe, tout en reconnaissant la sincérité et le but honorable qui ont motivé leurs travaux, nous sommes bien éloigné, comme praticien, d'accorder les mêmes vertus curatives à l'eau de mer qu'aux différentes salines de la France et de l'Allemagne, parmi lesquelles Salies de Béarn, par sa richesse, occupe le premier rang.

En effet, à l'exception de la mer Morte qui, d'après M. Boussingault, contient par litre 227 gr. 697 milligr. de principes fixes, si nous comparons la différence qui existe entre la richesse minérale de l'Océan, de la Méditerranée et celle des eaux de Salies de Béarn, nous trouvons que de l'eau puisée au Havre, à quelques kilomètres de la côte, fournit, d'après MM. Mialhe et Figuier, 32 gr. 657 m. par litre, et dans la Méditerranée, 38 gr. 625 m.

Pour Salies, au contraire, d'après MM. Reveil O. Henry père et fils, nous trouvons, en principes fixes, 255 gr. 60 c. par litre, ce qui établit, pour cette dernière, une richesse comparative sept fois plus grande.

Comme, en définitive, qui peut le plus peut le moins, il est aisé de comprendre qu'il faut compter avec nous.

L'hydrothérapie marine, sous toutes ses formes, est certes un moyen hygiénique d'une grande valeur; il est d'usage, parmi les personnes jeunes ou valides, de l'employer comme agrément et comme exercice salutaire; mais lorsque le médecin est consulté et qu'il le prescrit, c'est ordinairement dans le but de stimuler l'organisme, de régulariser, d'améliorer enfin des fonctions sur le point de dévier.

En nous exprimant ainsi sur l'hydrothérapie marine, notre pensée n'est pas d'en restreindre l'usage, bien au contraire, mais de faire observer qu'une semblable confusion ne peut qu'être préjudiciable à beaucoup de ceux qui l'admettraient d'une manière absolue.

Si maintenant nous envisageons la valeur thérapeutique de l'eau de mer, combinée aux eaux mères des salines de France et d'Allemagne, administrée à des températures variées et des degrés divers de saturation, comme cela se pratique depuis quelques années sur le littoral de l'Océan et même à Paris, nous nous féliciterons, avec beaucoup de nos confrères, de cet heureux perfectionnement, venant si bien en aide aux malades, qui, pour des causes particulières, ne peuvent voyager ou quitter les grands centres.

Mais pour ceux qui, tout exprès, vont chercher ces mêmes perfectionnements à la mer, où les vents sont aigus, la température des plus mobiles, nous pensons que, pour beaucoup de malades, les jeunes enfants en particulier, ces variations atmosphériques ne sont pas seulement un inconvénient, mais un danger, et qu'ils s'exposent par cela même à perdre en un instant tous les bénéfices acquis par ces moyens artificiels, et qui ne peuvent jamais avoir la valeur thérapeutique bien connue des sources minérales de cette classe.

Au reste, il suffit aujourd'hui de jeter les yeux sur l'énorme quantité de stations minérales que renferment la France et l'étranger, pour se demander si, dans un temps plus ou moins éloigné, chaque département ne viendra pas à l'envi nous offrir ses ressources balnéaires, et si les recherches qui en font l'objet n'ont pas pour but la spéculation, la mode, ou ne sont pas véritablement une nécessité de l'époque.

A cela nous répondrons que, si la spéculation inaugure toutes les années de nouvelles eaux se recommandant plus ou moins aux médecins, selon leur importance minéralogique, elle y est d'ailleurs encouragée par le succès et les exigences de notre constitution médicale actuelle.

En effet, pour ceux de nos confrères qui, par un simple examen rétrospectif, tiendront compte des changements qui se sont opérés, depuis trente-trois ans, soit dans notre climat, dans notre hygiène ou dans nos mœurs, ceux-là, dis-je, conviendront avec nous qu'en général la thérapeutique de notre époque, au niveau des progrès de la science, est bien plus remontante que spoliative ou débilitante.

Il est donc facile d'expliquer pourquoi, les voies ferrées ayant rapproché les distances, nos malades vont chaque année terminer leur convalescence ou combattre le péché originel qui les atteint, par une cure d'eau minérale, qui, lorsqu'elle est judicieusement indiquée, équilibre les fonctions et remonte l'économie en général.

Malheureusement il n'en a pas toujours été ainsi à l'époque où la mode des voyages se vulgarisa chez nous. Se basant sur une lecture, sur un on-dit, une conversation médicale de rencontre, beaucoup de personnes, désireuses de joindre l'utile à l'agréable, crurent devoir se constituer malades à telle ou telle station minérale, en parcourant la Suisse, l'Allemagne, les Pyrénées ou le centre de la France.

Pour quelques-unes, l'idée fut couronnée de succès, mais beaucoup d'autres, moins heureuses, payèrent chèrement leur imprudence.

A ce propos, nous citerons ici les paroles de notre savant confrère et ami, M. le professeur Bazin, dont les travaux remarquables ont singulièrement contribué à éclairer et à former l'expérience des médecins hydrologues.

Dans ses leçons théoriques et cliniques sur les affections cutanées de nature arthritique et dartreuse (page 73), il s'exprime ainsi :

« On ne saurait nier le profit réel que les malades atteints de diathèses retirent de l'emploi des eaux minéralisées; mais il faut conseiller contre chaque diathèse les eaux qui lui sont applicables.

« Or, si vous consultez à ce sujet les travaux faits par les médecins des établissements thermaux, vous vous trouverez dans le plus grand embarras.

« Si l'on croit le médecin d'un de ces établissements, l'eau en est efficace contre toutes les maladies.

« Ces assertions n'ont rien qui puisse étonner, et sont le résultat de la confusion qui existe entre l'affection et la maladie, ces deux termes étant considérés comme synonymes.

« Tant qu'on n'aura pas distingué l'affection de la maladie et qu'on n'aura pas indiqué la nature de l'affection pour laquelle on emploie une classe d'eaux minérales, il n'y aura qu'incertitude dans l'administration de ces agents thérapeutiques si puissants, et, par exemple, on ne devra pas se contenter de préconiser les eaux sulfureuses et arsenicales contre l'eczéma ; mais il faudra savoir si cette affection est scrofuleuse, herpétique ou arthritique.

« En appliquant cette doctrine à l'examen des propriétés thérapeutiques des eaux minérales, je suis arrivé à reconnaître d'une manière générale :

« 1° Que les eaux alcalines sont efficaces dans les affections arthritiques ;

« 2° Qu'il faudra administrer les eaux arsenicales dans les herpétides ;

« 3° Enfin, que les eaux sulfureuses sont des agents énergiques contre les affections de nature scrofuleuse. »

Quant aux affections scrofuleuses, nous ne saurions partager entièrement l'opinion de M. le docteur Bazin, s'il n'admettait avec nous que les eaux sulfureuses sont effectivement des agents énergiques contre la scrofule, d'autant que la scrofule est consécutive à l'herpétisme héréditaire ou constitutionnel.

Nous croyons devoir faire remarquer ici, à l'appui de l'opinion que nous émettons, dans l'espérance qu'elle viendra contribuer à spécialiser plus encore l'emploi des grandes classes d'eaux minéralisées, que

Bordeu, auquel la médecine hydrologique a tant emprunté depuis quelques années, à propos d'eaux minérales sulfureuses, dit (page 136), dans sa dissertation sur les tumeurs scrofuleuses, « que les eaux sulfureuses ont produit bien plus souvent la guérison des scrofules que toute autre médication. »

Ce qui ne l'empêche pas de dire un peu plus loin, malgré l'amour excessif qu'il avait pour son pays, « que cependant il a vu périr de ces mêmes malades par l'action des eaux sulfureuses *. »

Cette simple remarque d'un homme de la haute sagacité de Bordeu ne viendrait-elle pas militer en faveur de notre observation, et nous autoriser à répéter ici : que des eaux minérales judicieusement indiquées peuvent souvent ne pas guérir, mais toujours soulager les malades et prolonger leur existence ?

Revenant à notre sujet, nous devons convenir qu'aujourd'hui, grâce à quelques médecins distingués qui se sont plus particulièrement occupés d'études hydrologiques, la lumière se fait de plus en plus sur ce point essentiel de la thérapeutique appliquée à la cure des maladies chroniques et des diathèses.

Pour nous, après une assez longue expérience comme praticien, et pendant laquelle nous avons

* *Compendium*, art. Scrofules, p. 538.

fréquenté sept années les eaux minérales de différentes classes, sans vouloir réglementer leur application d'une manière absolue, nous croyons pouvoir dire en principe et pour quelques-unes d'entre elles :

1° Que les sources sulfureuses sodiques ou calciques sont principalement remontantes et curatives des affections qui ont pour principe l'herpétisme héréditaire ou constitutionnel, soit dans ses manifestations cutanées et ses métastases, soit dans ses complications de la scrofule et de l'arthritis ;

2° Que les eaux arsenicales sont presque toujours curatives des herpétides rebelles aux eaux sulfureuses ou de quelques affections mal définies, dont elles forment le traitement complémentaire ;

3° Que les sources alcalines, outre leur action fondante et résolutive, sont principalement curatives de l'arthritis constitutionnel primitif dans ses manifestations sthéniques et ses complications herpétiques ;

4° Qu'enfin les eaux chlorurées sodiques et calciques, qui contiennent les iodures et les bromures sont non-seulement réparatrices de toutes les altérations du sang, mais qu'elles sont spécialement curatives de la scrofule constitutionnelle, héréditaire ou acquise, ainsi que de ses complications herpétiques et arthritiques consécutives.

CHAPITRE V

BIBLIOGRAPHIE

Avant de faire l'étude physiologique des eaux de Salies, dont l'importance est encore peu connue, nous croyons devoir nous étayer de l'opinion d'hommes aussi compétents sur cette question que distingués par leurs travaux.

Ce n'est qu'en 1848 seulement, qu'au point de vue médical, MM. Figuier et Mialhe *, sous l'influence de M. le professeur Trousseau, dans un examen comparatif qu'ils firent des principales eaux minérales chlorurées sodiques de France et d'Allemagne, lurent à l'Académie de médecine, séance du 23 mai de la même année, un mémoire dans lequel, déterminant

* Ouvrage déjà cité.

la quantité comparative des bromures contenus dans les eaux mères des salines de Nauheim et de Kreuznach, firent mention de la richesse minérale de la source de Salies de Béarn.

En 1853, M. le docteur Filhol, dans ses savantes recherches sur les eaux minérales des Pyrénées, se servant du travail de M. Leymerie, désigne, d'après ce dernier, la source de Salies comme étant, de toutes les salines pyrénéennes, la plus remarquable par sa richesse minérale, et n'en dit rien au point de vue thérapeutique.

Mais en 1860 et 1861, MM. les docteurs Reveil, O. Henry fils et Nogaret, médecin inspecteur, firent paraître une notice spéciale sur les eaux et les eaux mères de Salies (de Béarn), notice aussi remarquable par l'étude minutieuse de l'analyse que pleine d'intérêt au point de vue thérapeutique.

Dans la même année, M. le docteur Durand Fardel, dans son *Dictionnaire général des eaux minérales,* donne l'analyse quantitative des eaux de Salies, d'après M. O. Henry, et l'auteur y énumère succinctement les propriétés curatives de cette source, qu'il spécialise principalement contre la scrofule et le rhumatisme chronique, constatant, qu'en 1857 seulement, cette source fut autorisée au point de vue médical.

Enfin, dans la septième édition de 1862, à l'article *Brome*, de l'excellent ouvrage de MM. Trousseau et

Pidoux, en parlant des bromures alcalins (page 337), ces auteurs s'expriment ainsi :

« Il est règrettable qu'en France, dans les lieux où l'on fabrique le sel marin, on n'utilise pas les eaux mères pour les usages thérapeutiques. Leur composition est la même que celle des salines de Kreuznach et de Nauheim, et l'eau qui sert à la fabrication du sel ne diffère en rien de celle des sources qui vont se rendre aux bâtiments de graduation de ces deux localités.

« Les Allemands ont bien mieux compris l'utilité de ce moyen, et ils en ont tiré bien meilleur parti ; Hombourg, voisin de Nauheim, y envoie chercher des eaux mères et y compose des bains identiques à ceux de Nauheim. Wiesbaden fait à Kreuznach un emprunt du même genre, et il ajoute ainsi à la grande efficacité de ses sources.

« Il serait à souhaiter que chez nous, à Bourbonne-les-Bains, dont les sources sont si riches en bromures, le gouvernement exploitât les eaux pour l'extraction du sel marin, et mît les eaux mères à la disposition des médecins, qui en tireraient un si grand parti et qui affranchiraient la France d'un tribut qu'elle va payer aux eaux minérales de Hombourg, de Wiesbaden, de Kreuznach et de Nauheim.

« Les eaux mères chloro-bromurées de Salins (Jura),

celles des salines de la Méditerranée, et *surtout les eaux mères chloro-iodo-bromurées de Salies* (Basses-Pyrénées) *sont aujourd'hui généralement employées*, etc., etc. »

Sans pousser nos recherches au delà de ces quelques citations, nous les croyons assez concluantes pour démontrer l'importance des eaux de Salies et présager qu'il est impossible que, dans un avenir prochain, elles n'occupent un des premiers rangs parmi les sources pyrénéennes.

Qu'il nous soit également permis de faire observer à nos lecteurs, avant de terminer ce chapitre, qu'ayant étudié sur nous-même l'action médicatrice des eaux de Wiesbaden comparativement à celle de Salies, nous trouvons :

1° Que Wiesbaden, en raison de sa richesse minérale et de sa thermalité naturelle, est déjà fort excitante sans l'addition des eaux mères dont, pour notre part, nous n'avons jamais vu faire l'emploi pendant nos deux saisons de 1861 et 1862 ;

2° Que la source de Salies, qui artificiellement se trouve régie par les mêmes lois physiques, produit les mêmes effets aux températures élevées, et que, déjà saturée à une densité de 0 + 23 degrés, l'addition des eaux mères est un cas exceptionnel, mais non pas une nécessité du traitement.

Nous pensons donc, avec nos très-savants maîtres, qu'une application plus généralisée des eaux mères, graduées et combinées à l'eau douce, est pour le médecin des grandes villes une heureuse substitution des eaux chlorurées sodiques et bromo-iodurées, ainsi que divers auteurs le démontrent, mais qu'elles ne peuvent constituer la base du traitement de sources aussi richement minéralisées que le sont celles de Salies de Béarn.

CHAPITRE VI

EFFETS PHYSIOLOGIQUES DES EAUX DE SALIES

TIRÉS DU MODE D'ADMINISTRATION

L'eau de Salies varie dans ses effets physiologiques selon ses divers degrés de température et de minéralisation.

Elle s'administre en boisson et principalement en bain, en douches froides, tempérées et chaudes.

Nous l'étudierons seulement sous ces deux premières formes, l'action des douches ayant les mêmes conséquences physiologiques.

On comprend facilement qu'en boisson, à son degré naturel de salure, ce n'est que par fraction et dans un véhicule approprié que l'on en prescrit l'usage, selon les phénomènes produits et les indications que l'on veut remplir.

Parmi les véhicules, celui qui nous a paru le mieux approprié, expérimenté sur nous-même, est le bouillon de poulet chaud et non salé.

Ce genre de liquide est facilement accepté de tous les malades; saturé au dixième du véhicule, au moyen de deux, trois ou quatre tasses dans l'espace d'une heure, l'on peut encore doser, sans répulsion, des quantités assez notables d'eau minérale.

Les verres que nous avons fait fabriquer chez Gosse, sur le modèle allemand, et dont nous nous servons à la buvette, sont tous de la même capacité et d'une contenance de 150 grammes; la dixième partie de ces 150 grammes est limitée sur la circonférence du verre par une ligne entaillée et bien distincte, ce qui nous fixe d'une manière certaine sur les doses absorbées par les malades et les effets produits.

Il résulte de ce qui précède, qu'au 10me du véhicule la quantité d'eau minérale absorbée, pour chaque verre, représente 2 gr. 344, qui se décomposent de la manière suivante :

Chlorures anhydres	de sodium	2.162
	de potassium	0.020
	de calcium	traces.
	de magnésium	
Sulfates anhydres	de soude	0.097
	de potasse	
	de magnésie	
	de chaux	
Iodures alcalins		traces.
Bromures alcalins		0.010
Phosphates, silice, sesquioxyde de fer		traces.
Matière organique		0.055
Bicarbonates de chaux		traces.
— de magnésie		
		2.344

Nous basant sur ce que nous avons observé à Wiesbaden, où la chaleur joue un si grand rôle dans le mode d'administration de ses eaux, nous avons obtenu de la même manière, à Salies, deux effets différents : l'un que nous appellerons altérant, en raison de la composition chimique, et l'autre simplement purgatif.

Le premier est altérant, parce que l'eau de poulet, étant saturée selon le degré de tolérance du malade, se boit chaude, lentement, par petites gorgées, et se trouve entièrement absorbée par l'intestin, sans donner lieu à aucune évacuation.

Ce moyen a pour effet, outre son action dissolvante, d'augmenter toutes les sécrétions, de rendre l'appétit plus vif, les digestions plus faciles, et de favoriser ainsi, par l'amélioration quantitative de la nutrition, l'activité du travail physiologique.

Par le second mode, à basse température, le même liquide, également saturé et bu à longs traits, produit l'effet laxatif de tous les purgatifs salins : il constitue ainsi une méthode de traitement qui se rapproche beaucoup de celle que l'on suit en Allemagne, combinée à l'action des bains, mais qui, nous le pensons, ne remplirait pas le but réparateur que nous nous proposons d'atteindre par cette médication, et qui rend ces eaux toutes spéciales.

Administrée en bain, l'eau de Salies diffère également dans ses effets physiologiques sous l'influence des températures plus ou moins élevées et des divers degrés de saturation, que l'on modifie à volonté, selon les indications thérapeutiques et l'excitabilité des malades.

A basse température, soit 28 degrés centigrades, l'eau minérale ayant sa densité ordinaire, 23 degrés, le bain, une durée moyenne de 35 à 40 minutes, a produit sur nous-même les phénomènes suivants :

Impossibilité de nous maintenir au fond de la baignoire sans le secours d'une sangle, qui, selon l'usage, passe en travers des cuisses pour y fixer le baigneur.

Après cinq minutes d'immersion, léger frisson ; peau rugueuse au toucher ; le pouls se ralentit, la respiration devient plus large et la vessie se vide plusieurs fois.

A cette première sensation succède une douce chaleur ; une coloration plus vive de la peau, dont les replis et le voisinage des muqueuses sont le siége de quelques cuissons qui ne tardent pas à disparaître.

En général, pendant toute la durée de nos bains, après un certain temps d'absorption, d'excitation des vaisseaux capillaires et des ramuscules nerveux de la périphérie, le besoin de l'estomac devenait si urgent, que nous avions hâte de le satisfaire, malgré notre tolérance habituelle.

A la sortie du bain, toutes les parties non immergées étaient couvertes de petits cristaux salins que la vapeur d'eau venait condenser sur le visage, ainsi que la saveur le rappelle souvent pendant sa durée.

Au point de vue de l'absorption pulmonaire, ce phénomène mérite d'être signalé comme ayant également son importance thérapeutique.

Ajoutons enfin que, sous son heureuse influence, la journée se passait dans un sentiment de bien-être ; l'estomac était dispos, les digestions faciles, et la marche pouvait se prolonger à la chaleur sans sueurs exagérées ni fatigue.

Après avoir expérimenté et ressenti les effets salutaires de l'eau de Salies à basse température et divers degrés de saturation, dans le but d'en fournir une étude plus complète, nous avons cru devoir nous soumettre à l'action des températures élevées dans les limites que notre constitution et la prudence nous indiquaient.

Au-dessus de 30 degrés centigrades, à la densité naturelle de l'eau minérale, outre les mêmes phénomènes physiques, après trois à quatre minutes d'immersion, le pouls augmentait de force et de vitesse, la coloration était générale ; nous avions conscience des battements des gros vaisseaux, la sueur perlait au visage et se répandait sur toute la surface ; l'émission de l'urine diminuait dans des proportions notables.

Après le bain, que nous n'avons pu tolérer plus d'une demi-heure, chaque fois que nous l'avons pris à cette température, la journée s'est passée dans l'état suivant :

Animation du visage, lourdeur de tête, disparition du sommeil, pouls dur et fréquent, sueurs faciles, nuit agitée, exagération des douleurs localisées, urines rares et sédimenteuses ; le lendemain, constipation, langue saburrale et perte de l'appétit ; enfin, nécessité de suspendre les bains et de remédier à ce malaise par du repos, la diète et les purgatifs.

Les douches à des températures élevées nous ont également produit des résultats identiques *.

Nous ne terminerons pas cet article sans convenir, ici, que nous avons retiré des eaux de Salies, sagement administrées à divers degrés de chaleur et de saturation, selon notre susceptibilité individuelle, un bien-être que nous avions inutilement cherché pendant sept années, et sur lequel nous n'osions plus compter.

* A l'époque où nous revoyons cette seconde édition, nous n'avons pas eu la faculté d'expérimenter d'une manière assez large l'action physiologique des douches variées, qui, dans leur installation de l'an dernier, laissaient encore beaucoup à désirer ; nous en ferons l'objet d'observations nouvelles qui, nous l'espérons, ne manqueront pas d'un certain intérêt pratique, en raison de la puissance physique et de l'action thérapeutique de l'eau minérale que nous avons en maniement.

CHAPITRE VII

ACTION CURATIVE DES EAUX DE SALIES

TIRÉE DE LEUR COMPOSITION CHIMIQUE

Nous espérons avoir suffisamment démontré quelle est la richesse minérale tout exceptionnelle des eaux de Salies ; ainsi que le prouvent les analyses quantitatives des eaux et des eaux mères de cette saline, et le tableau comparatif des principales sources chlorurées sodiques et bromo-iodurées de la France et de l'étranger.

A l'appui de ces documents, nous avons également recueilli quelques opinions qui font autorité dans la science.

Profitant de notre expérience, ainsi que d'observations comparatives faites sur nous-même, nous avons étudié l'action physiologique de cette source, *intus et extra*, en donnant un aperçu des effets variés que l'on peut retirer de la chaleur combinée avec l'eau minérale, à des degrés divers.

Ainsi nous voyons que les températures élevées sont suivies de tolérance des liquides saturés et d'une absorption complète de l'intestin.

Le contraire arrive et la sécrétion intestinale est augmentée par l'ingestion de ces mêmes liquides à basse température.

Passant à l'action des bains, nous retrouvons également les mêmes effets.

De 28 à 30 degrés centigrades, selon leur degré de saturation, non-seulement les bains sont calmants et sédatifs, mais, en dehors de leurs propriétés résolutives et toutes spéciales, l'absorption cutanée se fait avec une facilité telle qu'au début ils sont souvent accompagnés d'une ou deux évacuations diarrhéiques, ce qui donne raison, une fois de plus, aux partisans de l'absorption cutanée dans les bains minéraux.

Au contraire, de 30 à 32 degrés centigrades, la circulation augmente d'activité, la peau se congestionne et l'absorption cesse d'avoir lieu ; enfin l'on observe tous les phénomènes opposés à ceux que nous venons de décrire.

D'après ce court résumé, et pour ne pas tomber dans des redites inutiles, si nous énumérons succinctement la valeur thérapeutique reconnue aux chlorures, aux bromures et aux iodures alcalins, qui minéralisent si richement la source de Salies, il nous suffira de rappeler entre autres que, d'après les savantes recherches de MM. Denis, Lecanu, Poggiale, Lassaigue, Boussingault, Nasse, etc., le chlorure de sodium est une des parties constituantes de la masse du sang dont il multiplie les globules ; qu'il est dissolvant de la fibrine coagulée ; qu'il est éminemment digestif; que son action sur la nutrition est des plus puissantes ; qu'enfin, chez les animaux, sans augmenter la masse de leur chair, il leur donne meilleure apparence, plus de souplesse, de vivacité, etc. ;

Que le brome, d'après MM. Trousseau et Pidoux (*Traité de thérapeutique et de matière médicale*), est un puissant anesthésique dont on doit la découverte à M. Ballard, de Montpellier, en 1826 ;

Que d'après les travaux divers et les études cliniques de MM. Barthez, Andral et Fournet, Puche, Pourchet, de Montpellier, etc., ce médicament et ses composés ont pour action curative d'être sédatifs du système nerveux, fondants, résolutifs ; d'agir particulièrement, selon M. Andral, sur la sensibilité des articulations malades et de favoriser ainsi au sein des tissus une résorption interstitielle, etc. ;

Que l'iode, qui jouit également des mêmes propriétés résolutives et fondantes, est un antiseptique, un excitant des surfaces, un modificateur puissant qui tarit les sécrétions purulentes et les assainit, ainsi que le démontrent les travaux de notre distingué confrère et ami M. le docteur Boinet ;

Qu'enfin, d'après M. Claude Bernard, ce médicament et ses composés sont très-promptement absorbés par les divers émonctoires et notamment par les glandes salivaires et les reins dont ils augmentent les sécrétions ainsi que le flux menstruel chez les femmes, etc.

CHAPITRE VIII

INDICATIONS DES EAUX DE SALIES DE BÉARN

Si, revenant à nos généralités (chapitre IV), nous mettons à profit l'expérience acquise et confirmée par les faits que nous publions à l'appui, nous indiquerons en première ligne les eaux de Salies, comme éminemment spéciales et curatives de la maladie constitutionnelle appelée scrofule; ainsi que de toutes les affections qui s'y rattachent.

Nous ajouterons que ces eaux seront d'autant plus efficaces, que l'herpétisme originaire ou constitutionnel n'aura pas précédé ces mêmes affections qui, à notre avis, rentreraient dans le domaine général des eaux sulfureuses; ainsi que cela nous a été souvent démontré dans le cours de notre pratique et entre autres cas, chez une malade qui nous avait été adressée, la saison dernière, par M. le Dr Daran, en raison du retard qu'elle avait mis à se rendre aux Pyrénées : cette personne, depuis plusieurs années, portait au cou et sous l'aisselle, du même côté, de nombreux engorgements strumeux, qui, modifiés antérieurement, d'une manière remarquable, par une première saison de Baréges, restèrent cependant stationnaires et résistèrent aux eaux de Salies, par cela même qu'ils étaient précédés et accompagnés, depuis l'enfance, d'un eczéma de la vulve et d'un pytyriasis du cuir chevelu.

A ce propos, suivant, dans nos indications des eaux de Salies, la division classique de la scrofule, nous signalerons :

1° Le lymphatisme chez les enfants, précédé ou suivi de gourmes, de glandes cervicales, d'affections des muqueuses, etc. Nous y joindrons la croissance exagérée ou retardée, avec tendance aux vices de conformation et de structure, particulièrement chez les jeunes filles ;

2° Les affections de la seconde période, appelées scrofulides, et qui constituent les altérations superficielles de la peau ;

3° Les lésions du système osseux, ainsi, les ostéites, les caries, les nécroses, compliquées de fistules, d'abcès profonds et de décollements superficiels de la peau; enfin, l'arthropathie et ses complications.

Nous confondrons également, sous la dénomination d'arthritis, le rhumatisme chronique et certaines formes de la goutte que nous classerons ici au nombre des affections de la scrofule, car nous admettons, par expérience, autant de formes de l'arthritis qu'il y a de maladies constitutionnelles, et bien que le diagnostic de ces différentes formes soit fort difficile à préciser dans quelques cas; nous n'en restons pas moins convaincu que par un traitement d'essai, basé sur l'observation clinique, on peut toujours l'éclairer, puis enfin le confirmer.

De cette manière, il nous semble, nous expliquons pourquoi les grandes classes d'eaux minérales ont enregistré pendant longtemps des faits si disparates, et pourquoi, également, depuis la publication des travaux de M. le Dr Bazin, ces mêmes grandes classes et leurs subdivisions tendent à se spécialiser; ce qui, dans un avenir prochain, ne peut manquer d'arriver.

Passant à la quatrième période de la maladie : nous signalerons la phthisie pulmonaire, en voie d'évolution, et, bien entendu, d'origine scrofuleuse; les engorgements mésentériques, le carreau, quelques tumeurs ovariques indolentes, la métrite chronique indurée, avec ou sans catarrhe; enfin la scrofule cachectique dont nous publions deux exemples, ainsi qu'une observation de phthisie scrofuleuse enrayée en 19 bains et dont la guérison nous est confirmée cet hiver.

CONTRE-INDICATIONS

Les eaux de Salies, comme toutes les eaux actives, sont contre-indiquées dans les lésions organiques du cœur et des gros vaisseaux.

Il y a également contre-indication par toutes les dermatoses d'origine herpétique, l'usage de ces eaux ne pouvant que les exaspérer ou les répercuter.

CHAPITRE IX

OBSERVATIONS

Les vingt-quatre observations que nous présentons à l'appui de notre travail sont en quelque sorte les résultats et le choix de nos faits cliniques de la saison dernière.

En effet, nous aurions eu la faculté d'en augmenter le nombre en y joignant les cures que nous avons obtenues dans des cas de chloro-anémie compliqués d'accidents hystériques, ainsi que celles des enfants souffreteux, lymphatiques et dont la croissance, exagérée ou retardée par les indispositions fréquentes de l'hiver, étaient un sujet d'inquiétude pour leurs parents.

Nous avons pensé que ces détails, dont cependant nous donnons un aperçu, augmenteraient notre volume et diminueraient par conséquent la forme concise qui lui convient, sans contribuer à sa valeur.

Le but que nous espérons avoir atteint est de faire connaître, par des résultats cliniques, combien les eaux de Salies agissent promptement et avec certitude, toutes les fois qu'elles s'adressent à des affections franches et régies primitivement par le principe constitutionnel qui les caractérise : c'est alors que l'on serait tenté de leur donner pour devise cet axiome latin : *Cito, tuto et jucunde.*

Nos observations forment donc quatre groupes ou séries : le premier, qui est le moins intéressant, donne une idée de l'action tout à la fois sédative, emménagogue et remontante des eaux de Salies, dans la chloro-anémie compliquée d'hystérie ou de dysménorrhée.

Le deuxième réunit sept observations d'arthritis qui, à l'exception d'une seule, que nous citons à l'appui de l'action résolutive et fondante de nos eaux, dans les déformations articulaires de la goutte noueuse, sont toutes précédées de lymphatisme ou de scrofule confirmée.

Le troisième se rattache à la scrofule, dans quelques-unes de ses formes, ainsi qu'au rachitisme dont nous donnons deux observations.

Le quatrième, qui est le plus remarquable, fournit cinq observations de coxalgies; les unes, d'origine scrofuleuses, ont la forme ossifluente et cachectique; les autres, précédées de lymphatisme, sont simplement arthritiques.

PREMIÈRE SÉRIE

PREMIÈRE OBSERVATION

CHLORO-ANÉMIE, *compliquée de flux utérin et de procidence de cet organe. — Insuccès des toniques et des martiaux.*

Guérison en 21 bains et 6 douches locales.

Madame X..., a la figure maigre et la peau blanche; grande de taille, brune de cheveux et mariée à 19 ans, elle est arrivée à 22 sans apparence de grossesse; son père est mort d'une affection tuberculeuse; sa mère, jeune encore, est depuis longtemps rhumatisée avec des précédents de lymphatisme.

Fille unique, d'une santé délicate et maladive dans son enfance, madame X..., sans cause appréciable, a beaucoup maigri depuis son mariage.

A l'époque où nous la voyons à Paris, madame X... nous consulte pour des accidents qui déjà lui ont fait réclamer les soins de M. le docteur Nélaton, accidents qui furent enrayés par l'emploi des toniques et quelques légères cautérisations, mais qui se reproduisirent quelques mois après.

En effet, l'état de langueur de madame X... est toujours le même; elle se plaint de tiraillements d'estomac, qu'elle attribue à des pertes blanches abondantes. — Quant aux règles, elles sont difficiles, décolorées et durent à peine deux jours.

Au toucher nous constatons, presqu'à l'entrée de la vulve, la présence du col utérin, dont la consistance est assez molle, le corps, sans augmentation notable de volume, est rétroversé. — Avec l'autorisation de madame X... et de sa mère, qui nous assiste, nous appliquons le spéculum, et nous découvrons, de la circonférence au centre du col, sous une sécrétion opaque et adhérente, une érosion légèrement granuleuse et saignante au toucher.

Notre premier soin fut de modifier par quelques cautérisations cet état pathologique, et, pour éviter une nouvelle rechute, de soutenir la cicatrisation par l'isolement du col insufflé d'amidon, et circonscrit par un tampon de ouate cardée placé à demeure.

Après trois semaines, nous prescrivons les injéctions au vin aromatique; et pendant la marche seulement, de soutenir l'organe au moyen du pessaire à air du docteur Garriel.

Nous revenons également aux préparations martiales et nous engageons madame X... à consolider l'amélioration obtenue par une cure de nos eaux minérales.

Le 1er juillet, madame X... se rend à Salies; d'après notre avis, elle abandonne toute médication antérieure pour suivre son nouveau traitement.

Prescription. — 6 bains minéralisés au quart de salure et successivement gradués. — Température, 32 degrés centigrades ; 1/2 heure de durée.

Madame X... supporte admirablement ses bains; elle en

prend 21, les 6 derniers seulement précédés d'une douche utérine en arrosoir, à température de 25 degrés centigrades.

Au départ, le 3 août, madame X... est physiquement transformée; ses joues sont pleines et colorées; pendant la durée du traitement les règles ont été faciles et abondantes; — le flux utérin a totalement disparu; la marche est libre et sans fatigue; nous constatons au toucher que l'organe est complétement remonté, son col lisse et résistant.

Enfin, pour terminer cette observation, disons que cet hiver, au mois de janvier, nous avons revu madame X..., dont la santé continue à être bonne, mais sans apparence de grossesse.

PREMIÈRE SÉRIE

DEUXIÈME OBSERVATION

CHLORO-ANÉMIE, *rebelle aux toniques et aux martiaux, Dysménorrhée.*

Guérison en 27 bains.

Madame X..., jeune femme de 25 ans, est une de nos clientes; brune de cheveux, blanche de peau, d'une taille assez élevée, elle est en général d'une santé délicate avec toutes les apparences et les antécédents lymphatiques.

Madame X..., à l'approche des règles, éprouvait des douleurs dont l'intensité l'obligeait toujours à se mettre au lit. Mariée depuis six ans, elle n'a jamais eu d'apparence de grossesse. Son visage est habituellement décoloré et ses traits facilement altérés, sous l'influence de pertes blanches accompagnées de tiraillements d'estomac; à cet état se joint une facilité extrême à s'enrhumer avec mal de gorge et gonflement des amygdales qui, dans l'état normal, sont assez volumineuses.

La poitrine est saine; madame X... ne se souvient pas d'avoir été malade dans son enfance; c'est depuis le mariage seulement que sa santé laisse à désirer.

Traitement antérieur aux eaux.

Les amers, les préparations ferrugineuses et résineuses sont en partie les moyens médicaux employés jusqu'à ce jour. — Dans le but de favoriser la sortie des règles et d'éviter les tranchées utérines, deux incisions latérales ont été pratiquées sur l'ouverture, à peine visible, du col, en maintenant cette ouverture pendant quelque temps par la dilattation.

Madame X.... a éprouvé de très-bons effets de ce moyen, qui a été suivi de règles moins laborieuses; cependant, à son arrivée à Salies, l'état général est sans aucun changement notable.

Traitement minéral.

Madame X... prend 27 bains, qu'elle supporte admirablement et dont les premiers sont mitigés; vers le 14e, nous suspendons le traitement, en raison de l'arrivée de règles abondantes et de la sensation desquelles madame X...., pour la première fois, n'a pas même conscience.

A partir de ce moment, madame X... est devenue fraîche et bien portante; les forces lui sont revenues au point de lui permettre de faire, sans fatigue, des promenades de deux et trois heures. Le 1er août, madame X... quitte Salies, se promettant bien d'y revenir la saison prochaine.

Cet hiver, nous revoyons madame X... à Paris; non-seulement elle jouit d'une amélioration dans sa santé et ses fonctions générales, mais elle a pu supporter impunément une grande douleur morale qui, autrefois, d'après l'expérience que nous avons de son ancienne susceptibilité, aurait dû produire chez elle une fâcheuse perturbation.

PREMIÈRE SÉRIE

TROISIÈME OBSERVATION

DYSMÉNORRHÉE, *accompagnée de névralgie faciale et d'accidents hystériques; — Goître peu développé.*

Retour naturel des règles, cessation des accidents nerveux, en 15 bains et 12 verres d'eau minéralisée.

Madame X..., de Habas, âgée de 35 ans et veuve depuis 8 mois, est une personne d'apparence jeune encore, assez bien constituée, mais nerveuse : elle a les cheveux bruns, les yeux noirs, la peau blanche, les pommettes légèrement saillantes et colorées; son cou, assez long, porte des traces de goître.

Ses père, mère et frères jouissent d'une bonne santé; sa sœur aînée est également affectée d'un goître assez développé pour être gênant.

Madame X..., fort éprouvée par le chagrin du veuvage, s'est mariée à 19 ans; mère de famille, ayant une maison lourde à conduire, elle n'est malade que depuis 4 mois seulement. L'époque des règles, devenue laborieuse, est toujours précédée de névralgie faciale et d'accidents hystériques, dont les derniers, d'une intensité alarmante, ont duré plus de douze jours.

Redoutant une rechute à la nouvelle époque, qui n'est pas éloignée, madame X..., sur l'avis de son médecin, consent à venir à Salies pour y tenter l'action sédative et reconstituante de nos Eaux.

Traitement minéral du 12 *septembre.*

Bains gradués par moitié. Soit, 12 degrés à l'aréomètre. 1/2 heure de durée, température, 28 degrés centigrades.

Eau minéralisée à la sortie du bain.

Madame X... prend en tout 15 bains et 12 verres d'eau minéralisée.

Pendant la durée de ce court traitement, que la malade ne peut prolonger, le calme revient, les nuits sont bonnes, et les règles arrivent après le huitième bain ; elles sont faciles, abondantes, et sans la moindre complication nerveuse.

Madame X... est enchantée au départ, et nous savons que le mois d'octobre s'est écoulé dans le même calme, avec la même régularité de fonctions.

RÉFLEXIONS.

Cette observation, qui a peu d'importance, mérite cependant d'être classée au nombre de celles que nous avons choisies, parce que, toujours en vertu du principe constitutionnel, elle démontre d'abord l'action sédative, calmante et reconstituante de nos Eaux, puis la facilité avec laquelle elles amènent et régularisent le Flux menstruel.

PREMIÈRE SÉRIE

QUATRIÈME OBSERVATION

CHLORO-ANÉMIE, DYSMÉNORRHÉE

Guérison en 20 bains.

Mademoiselle X... habite les environs de Salies; âgée de 21 ans, grande de taille, elle a les yeux bleus, les cheveux châtain-clair, la peau blanche, les gencives entièrement décolorées; elle éprouve de l'essoufflement pendant la marche, qu'elle ne peut supporter sans une fatigue immédiate. Son père, sa mère, ses frères et sœurs sont robustes et jouissent d'une santé parfaite.

Mademoiselle X... a subi tous les traitements toniques et reconstituants, sans résultats.

Cependant, sous l'influence des eaux de Cambo, avant de venir à Salies, les règles, dont elle n'avait pas vestiges, ont apparu une première fois, mais la coloration et la faiblesse générale sont toujours les mêmes.

5

Traitement minéral du 14 juillet.

6 bains moitié salure, 32 degrés centigrades. — Le 25 juillet, après le 11e bain, mademoiselle X..., déjà très-remontée, a les gencives plus colorées et l'état général infiniment meilleur. Sa mère, qui l'accompagne, remarque qu'elle peut accomplir une longue promenade sans fatigue aucune; le sommeil et l'appétit sont excellents, et les règles, qui viennent d'apparaître, sans douleur, déterminent mademoiselle X... à suspendre son traitement, pour le reprendre après un court séjour à Pau.

A son retour, mademoiselle X... reprend à jour fixe des bains entiers après lesquels ses forces et les fonctions générales sont entièrement rétablies.

A notre départ, fin octobre, l'état d'amélioration de mademoiselle X... s'est bien maintenu, et nous savons qu'aujourd'hui elle jouit d'une santé parfaite.

PREMIÈRE SÉRIE

CINQUIÈME OBSERVATION

CHLORO-ANÉMIE, *rebelle aux toniques et aux martiaux.*

Amélioration notable en 23 bains.

Madame X... est une jeune femme de Paris qui nous est adressée par notre collègue et ami M. le docteur Arnal, dans le but de modifier l'état constitutionnel et chloro-anémique dans lequel elle se trouve.

Petite de taille, blanche de peau, maigre de figure et d'apparence nerveuse, madame X..., qui est mariée depuis deux ans, ne paraît pas son âge; ses règles, peu abondantes, sont régulières et souvent précédées d'accidents nerveux; enfin tout en elle indique des antécédents lymphatiques accompagnés d'accidents nerveux et chloro-anémiques.

Le 5 juillet, madame X... commence son traitement minéral. Il consiste en bains gradués jusqu'à salure entière, soit 23° à l'aréomètre. — 1/2 heure de durée, 32° centigrades.

Vers le 8e bain, après quelques phénomènes de saturation, compliqués d'un léger mal de gorge, nous suspendons trois jours pendant lesquels nous donnons un éméto-cathartique, aidé d'un léger purgatif; puis la malade, après amélioration, reprend son traitement minéral, qu'elle continue jusqu'au 23e bain.

Le 4 août, madame X..., rappelée chez elle par une indisposition subite de son mari, quitte Salies à son grand regret, car les forces, l'appétit et l'embonpoint lui sont revenus et jamais elle ne s'est si bien portée.

De retour à Paris, M. le docteur Arnal nous a confirmé les bons résultats obtenus par sa jeune cliente, dont l'amélioration s'est maintenue.

CHAPITRE X

DEUXIÈME SÉRIE

PREMIÈRE OBSERVATION

ANTÉCÉDENTS SCROFULEUX, *arthritis localisé à l'épaule gauche.*

Guérison après une crise urique; — 21 bains et 15 verres d'eau minéralisée.

M. X... est âgé de 53 ans, de taille moyenne, de léger embonpoint. Il a les cheveux bruns ainsi que la barbe. Son teint est ordinairement peu coloré.

M. le docteur Bazin nous adresse ce malade dans le but de modifier ses antécédents, de reconstituer son état général et de guérir une douleur acromiale de l'épaule gauche, avec empâtement de l'articulation de ce côté, tous les moyens employés jusqu'à ce jour n'ayant donné que des résultats imparfaits.

Comme antécédents, M. X... a souffert pendant longtemps d'une otorrhée, de nature scrofuleuse, très-rebelle au traitement. Ce n'est qu'après la cessation de cette première affection qu'est survenue la douleur acromiale suivie de gêne et d'empâtement de l'articulation, au point de restreindre énormément les mouvements de ce côté.

M. X... jouit autrement d'une bonne santé et de fonctions digestives assez régulières.

Traitement minéral du 27 juin.

Prescription. — 6 bains minéralisés au quart. Température, 30° centigrades. — Un verre d'eau minéralisée à la sortie du bain.

Pendant ces six premiers jours, le traitement est parfaitement toléré par le malade.

Prescription. — 6 bains minéralisés par moitié. Continuation de l'eau en boisson.

4 juillet. — Le malade étant toujours dans le même état, nous prescrivons 6 bains entiers suivis de douches locales en arrosoir; même boisson.

10 juillet. — M. X... se plaignant d'éprouver de la douleur dans le flanc droit, au niveau du rein de ce côté, douleur qui lui enlève le sommeil et qu'il attribue à la pression que la ceinture de son pantalon exerce sur un petit ganglion mobile et sous-cutané.

Remarquant déjà des phénomènes de saturation, le malade ayant perdu l'appétit, nous continuons les bains avec douches et supprimons la boisson au 15e verre.

Le 19 juillet, M. X... a pris son 21e bain; la nuit a été fort mauvaise et très-agitée; la douleur du côté droit est persistante; les phénomènes d'embarras gastriques étant manifestes, nous prescrivons un éméto-cathartique qui fait merveille; nous le faisons suivre de la diète, d'une tisane délayante et de quelques verres d'eau de Setdlitz à deux jours de distance.

Le 23 juillet, M. X... est beaucoup mieux; la nuit a été bonne, la douleur du côté droit est de beaucoup diminuée, et le malade nous fait observer que le côté gauche est également endolori au même niveau. — A l'examen des urines, que nous avions prié de conserver, nous trouvons au fond du vase, dont la capacité fort grande est entièrement remplie des urines de la nuit, une quantité considérable de graviers briquetés qui se réunissent en masse et se mobilisent par le mouvement.

En décantant cette urine qui est limpide, sans odeur anormale et d'une couleur fortement ambrée, nous mettons à sec un sable rouge, inégal, anguleux et difficilement friable sous la pulpe du doigt. Beaucoup de ces graviers offrent la grosseur d'un grain de millet.

Sous l'influence de cette heureuse élimination critique, qui va en décroissant, la douleur des reins disparaît, ainsi que celle de l'épaule, devenue plus libre, et M. X..., bien que fatigué par cette crise douloureuse, reprend en peu de jours l'appétit, les forces et quitte Salies, à la fin de juillet, pour faire le voyage des Pyrénées.

DEUXIÈME SÉRIE

DEUXIÈME OBSERVATION

ARTHRITIS. *Douleurs erratiques des membres inférieurs, œdème des extrémités, le soir en se couchant; état anémique et dyspeptique.*

Guérison au départ. — 25 bains et 15 verres d'eau minéralisée.

M X..., qui nous est adressé à Salies par un confrère de Paris, M. le docteur Chaillou, est un homme de 52 ans, de taille moyenne, robuste d'apparence, a les cheveux gris, les yeux bleus, la peau blanche avec légère coloration jaune et particulièrement des sclérotiques.

Point d'antécédents héréditaires, d'une bonne santé habituelle; il y a six ans seulement que M. X... fut atteint d'un rhumatisme articulaire.

A partir de cette époque, M. X... remarque que des fonctions digestives sont devenues mauvaises ou capricieuses; souvent elles sont accompagnées d'oppression et de palpitations, les articulations des genoux et des pieds sont le siége de douleurs erratiques qui passent d'un point à l'autre.

Le malade remarque également que le soir, après la fatigue, ses pieds sont souvent œdématiés; rien à la région du cœur, si ce n'est un sentiment passager d'engourdissement au voisinage de cet organe, dont les bruits sont clairs mais réguliers, ainsi que nous l'avions déjà constaté antérieurement avec notre très-distingué confrère M. le docteur Chaillou.

Traitement minéral du 27 juillet.

6 bains au quart de salure, 30 degrés centigrades, 1/2 heure de durée. Boisson à la sortie du bain.

6 août. — M. X... supporte admirablement son traitement, et, depuis deux jours, prend les bains entiers, qu'il continue jusqu'au 25e; le malade trouve que les forces lui reviennent avec l'appétit et la régularité des digestions; quant aux douleurs, pour le moment, il n'y en a plus vestige.

Après un voyage à Paris, M. X... revient à Salies y chercher sa famille, et part le 26 août avec promesse de nous revenir la saison prochaine y consolider sa cure.

DEUXIÈME SÉRIE

TROISIÈME OBSERVATION

CÉPHALALGIE ARTHRITIQUE, *accompagnée de phénomènes critiques, pendant la première saison hydro-thermale et après la seconde.*

Amélioration notable en 30 bains et 12 verres d'eau minéralisée.

Madame X..., âgée de 50 ans, habite les environs de Salies; veuve depuis quelques années, mère de plusieurs enfants, elle a cessé d'être réglée. D'une taille élevée et bien prise, son visage est décoloré et souvent jauni par la souffrance.

Cependant, dans les courtes alternatives de bien-être, madame X... oublie volontiers ses douleurs pour reprendre ses habitudes de femme du monde et la direction de ses affaires.

Comme antécédents héréditaires, madame X... nous apprend qu'elle appartient originairement à des parents goutteux.

D'après le conseil qui lui a été donné par un membre de sa

famille, très-compétent dans cette question, madame X... se décide à venir à Salies pour y chercher un soulagement à l'état que nous allons décrire.

Depuis quelques années, madame X... éprouve dans les membres un sentiment de courbature et d'anéantissement dont la sédation n'a lieu qu'après des douleurs de tête qui la rendent incapable d'une pensée ou d'une occupation sérieuse; le sommeil, seul, termine ce malaise qui est suivi de bâillements, de sécheresse et d'empâtement de la langue.

Avant que le repos vienne mettre fin à cet état, souvent la vue s'altère; la malade prétend que l'impression de la lumière lui est pénible et qu'involontairement elle sent les traits de son visage se contracter. Enfin, cette souffrance, irrégulière dans son mode d'invasion, a toujours pour caractère final une exagération de la douleur et de la sensibilité de la tête.

Depuis l'existence de cette affection, dont les crises ont toujours été en se rapprochant, bien que d'une nature robuste, madame X... a vu l'état général de sa santé s'altérer de plus en plus; devenue dyspeptique puis chloro-anémique, son caractère, naturellement aimable et gai, s'est tourné vers la mélancolie.

Signalons également, pour la lucidité de cette observation, que d'après l'historique qui nous est fait de l'affection de madame X..., nous insistons comme caractère sur l'existence probable d'une douleur pendant l'accès, douleur dont le siége est sur le crâne, au niveau des insertions musculaires qui contournent cette région. Elle est ordinairement suivie de bouffissure sous-orbitaire et s'exagère sous l'influence de la pression digitale. L'exactitude de ce signe nous a été confirmée depuis par la malade.

Il est inutile d'énumérer ici tous les moyens anti-périodiques, anti-spasmodiques, spécifiques et calmants qui ont été employés pour combattre cette affection, puisqu'ils ont été infructueux.

Disons seulement que la malade, découragée, consent avec peine à faire une dernière tentative aux eaux de Salies.

1er juillet. — Le traitement se divise en deux parties.

Au mois de juillet, madame X... prend 15 bains gradués, que nous sommes obligé d'espacer, en raison de l'impressionnabilité de la malade et de la fréquence des accès qu'avaient déterminés des bains trop peu mitigés et administrés à madame X..., antérieurement à nos soins. Finalement, la sortie de plusieurs furoncles critiques condamnent la malade au repos et terminent cette première saison.

Rentrée chez elle, madame X... fait un voyage dans sa famille, pendant lequel elle éprouve un bien-être inaccoutumé; il est vrai que, peu de temps après, le mal se reproduit, mais avec moins d'intensité, ce qui décide la malade à nous revenir en septembre, ainsi qu'elle nous l'avait promis.

Traitement minéral du 6 septembre.

Cette fois, le traitement se compose de bains gradués, du quart à moitié salure, soit de 6 à 12 degrés à l'aréomètre, sans augmenter au delà. Nous y joignons un verre d'eau minéralisée à la sortie du bain. — Pendant cette phase du traitement, nous regrettons de n'avoir pu obtenir de notre malade toute la docilité voulue pour l'administration de la médication interne, car elle n'a pris en tout que 12 verres d'eau minéralisée. Malgré cela, nous signalons une amélioration sensible dans la coloration du visage, dans les fonctions générales, et particulièrement les digestives. La malade est plus disposée à prendre un exercice régulier et quitte Salies à la fin de septembre.

Au mois de janvier, nous apprenons du fils de madame X... que depuis deux mois, malgré le froid et les variations atmosphériques, madame X... n'a pas éprouvé une seule crise; que la tête est libre de toute douleur ; que les fonctions générales sont excellentes ; qu'enfin tout irait au gré de ses désirs si elle n'était retenue sur sa chaise longue par une douleur qui s'est localisée dans le pied et qui lui rend la marche difficile.

DEUXIÈME SÉRIE

QUATRIÈME OBSERVATION

NÉVROPATHIE ARTHRITIQUE, *compliquée d'anémie et de troubles nerveux.*

Amélioration notable en 19 bains et 12 verres d'eau minéralisée.

Madame X..., malade depuis 6 années, est âgée de 52 ans; elle a cessé d'être réglée.

Elle attribue ses douleurs à des sueurs très-abondantes de la tête, qui, ayant disparu subitement, ont fait place à une exagération de sensibilité des couches superficielles et profondes du cuir chevelu, particulièrement au sommet pariétal.

Comme antécédents héréditaires, rien ne mérite d'être signalé. Depuis longtemps elle a perdu son père; sa mère a passé 80 ans et jouit d'une excellente santé.

Madame X..., au contraire, a toujours été délicate; bien que mariée depuis l'âge de 20 ans, et fort heureuse, elle n'a jamais eu d'enfant ni d'apparence de grossesse.

La malade prétend que la sensibilité de la tête a toujours

été exquise, même avant la localisation des douleurs de cette région, qui, antérieurement, envahissaient les genoux au point d'empêcher madame X... de se redresser après une flexion forcée.

État actuel avant traitement.

C'est à Orthez que nous voyons madame X... pour la première fois et qu'après examen nous conseillons la suppression de toute médication et l'usage des eaux de Salies, *intus et extra*.

Nous trouvons la malade au lit, dans une obscurité presque complète; son amaigrissement est considérable. Elle ne peut supporter le moindre bruit ni parler elle-même sans entrecouper les mots par syllabes et ressentir un écho douloureux dans la tête; des idées tristes et fantasques sont accompagnées de pleurs exagérés; le sommeil est nul ou artificiel.

Malgré ces phénomènes, l'alimentation, quoique chétive, est assez régulière et la digestion facile. Au moment de notre visite, tous les moyens anti-spasmodiques connus ont été employés sans résultat, et madame X... porte l'empreinte, sur l'apophyse mastoïde gauche, d'un vésicatoire de la veille, destiné aux applications de morphine. La tête est presque toujours le siége d'une chaleur exagérée; elle est dépouillée de cheveux par suite des nombreux topiques appliqués en vue du soulagement.

La peau est fraîche, le pouls calme, à 72, dépressible et filiforme.

Tout cet ensemble est accompagné d'une constipation permanente, de froid continu des extrémités et d'un découragement absolu de la malade.

Traitement minéral.

Bains gradués au quart de salure, à 32 degrés centigrades.

Pour ne pas rendre cette observation trop longue, disons que depuis l'arrivée de madame X... à Salies, ces bains gradués ont été administrés avec une grande précaution et alternés de jours de repos, la malade étant beaucoup trop faible pour se rendre à l'établissement sans le secours d'une chaise à porteurs. A partir du 4e bain, le sommeil se comptait par heures. La malade, devenue plus gaie, causait volontiers de ses souffrances; ses phrases étaient moins monosyllabées. Enfin l'amélioration n'a pas cessé d'aller en augmentant, et lorsque le mari de madame X... est venu la voir à Salies, il a constaté par lui-même, de l'avis de la malade et de son entourage, que cette amélioration obtenue était considérable.

Au moment où nous prenons cette note, madame X... a le teint vermeil; son embonpoint est satisfaisant et les fonctions régulières; la parole est facile; elle reçoit avec un grand plaisir ses amis, et revient à pied de l'établissement après ses bains que nous supprimons, vers les premiers jours d'octobre, en raison de l'humidité amenée par des pluies abondantes.

P. S. — A notre départ de Salies, madame X... nous fait la promesse d'y revenir la saison prochaine pour consolider l'amélioration obtenue.

DEUXIÈME SÉRIE

CINQUIÈME OBSERVATION

ARTHRITIS GÉNÉRALISÉ : *hérédité.*

Rechute pour la troisième fois. — Guérison.

L..., P., employé de Salies, est un homme de 37 ans, de taille moyenne et d'apparence vigoureuse. Il a eu cinq enfants, trois d'entre eux jouissent actuellement d'une bonne santé, les deux autres sont morts, dont un de la scrofule.

Comme antécédents, sa mère, encore vivante, est sans infirmités; son père est mort de la goutte à 69 ans.

L..., après des libations assez fréquentes et coutumières des pays vignobles, se rendit, en 1849, à la fête voisine de Dax, où, dit-il, jouissant encore d'une excellente santé, pour passer le temps et par curiosité, il prit un bain à la suite duquel il fut contraint de garder le lit pendant 6 mois, atteint d'un rhumatisme articulaire qui ne céda qu'après des sueurs considérables, déterminées par l'application de la chaux vive, entre deux linges mouillés, promenée sur la partie douloureuse.

Tel est l'historique fait par le malade.

En 1857, sans cause connue, L..., P. eut une nouvelle attaque qui le mit au lit 47 jours.

Enfin, le 26 avril 1864, repris pour la troisième fois, il nous fit appeler le 26 juillet, et nous constatâmes l'état suivant :

Bouffissure de la face; infiltration des paupières, exophthalmie; décoloration de la peau; langue large avec enduit muqueux; point d'appétit, digestions mauvaises accompagnées d'éructations. Pouls à 80, petit, dépressible; respiration fréquente, mouvements du cœur assez étendus, bruit de souffle au premier temps.

Urines sédimenteuses et briquetées; immobilité des épaules et des articulations des genoux; empâtement des extrémités inférieures, sueurs partielles, etc., etc.

Traitement antérieur. — Le malade étant hors d'état de subir l'action hydro-thermale :

1° Pour tisane, décoction de bois de quassia, quinquina et douce amère : 4 grammes de chaque par litre d'eau, 2 tasses par jour, avant les repas.

2° Matin et soir, prendre 6 gouttes du mélange suivant dans une infusion de bourrache :

Teintures de colchique;

Id. d'aconit;

Id. de digitale;

2 grammes de chaque.

Alterner ce traitement avec les purgatifs salins, selon les indications.

22 août. — Nous constatons une amélioration générale,

plus de liberté dans les mouvements; le malade peut marcher assez pour aller à petits pas à l'établissement des bains, voisin de sa demeure.

Prescription. — Bain minéralisé au quart, soit 6 degrés à l'aréomètre; température, 30 degrés centigrades. — Bouillon minéralisé, un verre.

Le 1er septembre, malgré une amélioration remarquable qui permet au malade des promenades journalières, suspension du traitement pour cause de douleurs à la malléole gauche. Après quelques jours de repos sans aggravation de cette entrave, malgré le froid et la pluie, L..., P. continue son traitement, qu'il termine d'une manière assez satisfaisante pour reprendre, après le 16e bain, ses occupations délaissées depuis 3 mois.

RÉFLEXIONS

Le malade qui fait l'objet de cette observation est, comme on peut le voir, franchement et héréditairement arthritique : sa structure et ses antécédents indiquent également une enfance entachée de lymphatisme.

Arrivé à l'âge de 37 ans, libre encore de toute affection, L... prend imprudemment un bain à Dax, sous l'influence duquel s'éveille le péché originel.

Est-ce à dire qu'avec les antécédents héréditaires de L... cette maladie ne se fût pas révélée un peu plus tard, sous l'influence de quelque autre cause? Nous le croyons certainement; mais nous tenons à démontrer ici, ainsi que nous le constatons plus loin dans un cas fort remarquable de coxalgie arthritique dégénérée, après les bains de Dax, en accidents scrofuleux consécutifs, que les eaux sulfureuses sodiques, calciques ou sulfatées calciques, ont souvent la propriété de développer et même d'exaspérer l'arthritis, ainsi que nous l'avons déjà dit, lorsqu'il n'est pas consécutif ou symptomatique de l'herpétisme.

Nous savons à l'avance que cette opinion, franchement exprimée et en faveur de laquelle nous pourrions citer bien des exemples, rencontrera des opposants; mais nous n'en conservons pas moins l'espoir que l'expérience et les faits cliniques diminueront le nombre de nos adversaires. Quant à la cure actuelle, nous ne la considérons certes pas comme exempte d'une nouvelle rechute; signalons seulement, une fois de plus, l'efficacité de nos Eaux ainsi que leur promptitude d'action dans certaines formes chroniques de l'arthritis.

DEUXIÈME SÉRIE

SIXIÈME OBSERVATION

ARTHRITIS, *forme noueuse*

Amélioration générale en 20 bains.

Madame X..., âgée de 71 ans, est une personne grande, d'une forte constitution, dirigeant elle-même la culture de ses terres et d'une activité incroyable pour son âge; malgré cela, madame X... passe les hivers et les temps humides à souffrir de douleurs goutteuses, dont le siége est particulièrement dans les mains. En effet, les doigts sont peu flexibles au niveau des phalanges et déformés par les dépôts tophacés, sans empêcher pour cela, cependant, madame X... de conduire elle-même sa voiture. Disons également qu'elle n'éprouve jamais de troubles digestifs, et que, cette affection à part, elle a toujours joui d'une bonne santé.

Le 26 juillet, madame X... prend son premier bain au quart de salure, soit 6 degr. aréom. Baumé; température, 30 degr. centigr.; 1/2 heure de durée, et que nous graduons successivement jusqu'aux bains entiers.

Après une vingtaine de ces bains, admirablement supportés par madame X..., nous constatons avec elle une amélioration générale ; une meilleure coloration du visage, une diminution notable dans le volume des articulations noueuses, avec souplesse des mouvements.

De plus, nous savons que madame X... a passé un meilleur hiver, et que son intention formelle est de nous revenir la saison prochaine.

P. S. — Nous aurions désiré, comme complément de la cure, que cette malade joignît à l'usage des bains celui du traitement interne ; mais l'espace qu'elle avait à parcourir le matin pour venir à Salies ne lui permettant pas de garder la diète, madame X... s'y est refusée, dans la crainte de troubler ses digestions, obligée qu'elle était de déjeuner immédiatement à la sortie du bain.

DEUXIÈME SÉRIE

SEPTIÈME OBSERVATION

ARTHRITIS LOCALISÉ ; *Origine scrofuleuse.*

Guérison.

Mademoiselle D..., institutrice, originaire de Salies, est âgée de 25 ans; blanche de peau, cheveux bruns, taille moyenne, bien constituée, règles régulières depuis peu de temps, digestions faciles, a la poitrine saine.

Comme antécédents, son père est mort de la poitrine à 40 ans; sa mère, âgée de 65 ans, jouit d'une bonne santé. Dans son enfance, la malade se souvient d'avoir eu dès gourmes dont elle porte de légères traces; ainsi qu'une taie sur la cornée de l'œil gauche.

Malgré son apparence de santé, mademoiselle D... se plaint de souffrir depuis plus d'une année de douleurs erratiques de la poitrine et du dos qui la privent de sommeil et, dans les temps humides, forment obstacle à la respiration ainsi qu'au libre mouvement du tronc.

Ces douleurs diminuent souvent d'intensité, mais ne la quittent jamais complétement.

Prescription du 2 septembre. — 6 bains minéraux, moitié eau douce, 30 degr. centigr. ; bouillon minéralisé, un verre.

Le 10 septembre, la malade dort toute la nuit et se croit guérie.

Les bains, à 30 degr. centigr. et à minéralisation entière, sont prescrits à nouveau.

Nous ignorons si le traitement a été suivi jusqu'au bout, n'ayant pas revu cette malade au départ, mais nous savons que mademoiselle D... s'est retirée chez elle débarrassée de ses douleurs et jouissant d'une santé parfaite.

RÉFLEXIONS

Cette observation, quoique de peu d'importance, démontre encore la promptitude avec laquelle nos Eaux agissent, lorsqu'elles s'adressent à des constitutions dont les affections sont entachées primitivement de lymphatisme ou de scrofule confirmée.

CHAPITRE XI

TROISIÈME SÉRIE

PREMIÈRE OBSERVATION

ÉLÉPHANTIASIS DES ARABES, *contracté aux Indes. — Insuccès de trois années de divers traitements antérieurs, tant à Cuba qu'à l'hôpital Saint-Louis.*

En voie de guérison, après 30 bains et 30 verres d'eau minéralisée.

Jacques Lannes est un garçon âgé de 30 ans. Originaire de Salies-de-Béarn, il a contracté sa maladie à Santiago de Cuba, d'où il est revenu il y a 15 mois. — Nous ne lui connaissons pas d'antécédents héréditaires; père et mère sont bien portants. Il n'a jamais souffert dans son enfance.

Avant son départ de Cuba, Jecques Lannes a subi plusieurs traitements qu'il croit être des purgatifs drastiques et des sels arsénieux. — Arrivé à Paris le 26 mai 1863, il entra à l'hôpital Saint-Louis, service de M. le docteur Bazin, où il suivit un traitement de 9 mois, sans amélioration bien notable.

D'après ses souvenirs, ce traitement a consisté dans l'administration du chlorure d'or et de platine, de l'hydrocotile asiatique, de bains alcalins, de douches froides, etc., etc.

A bout d'espérance et désireux de rentrer dans son pays, Jacques Lannes revient à Salies où M. Bazin l'engage fortement à prendre les eaux.

2 octobre. — Le malade se présente à nous dans l'état suivant :

Gonflement de la face, des pieds et des mains, accompagné de perte de sensibilité dans le sens de l'extension; le phénomène opposé existe dans celui de la flexion; les ailes du nez sont également tuméfiées, avec perte de l'olfaction; la voix est nasillarde; la vue intacte; la coloration du visage est d'un brun métallique, ce qui donne au malade un singulier aspect. — La peau du corps est également parcourue par de larges taches ayant la même coloration. Les doigts des mains sont boudinés de forme, durs et froids au toucher; le malade est dans l'impossibilité de s'en servir.

Traitement minéral du 3 octobre.

Bains minéraux, moitié salure, à 32 degrés centigrades: un verre d'eau minéralisée à la sortie du bain. — Au 5me jour, ce traitement étant bien supporté, nous passons immédiatement aux bains entiers.

17 octobre. — Jacques Lannes a pris 12 bains et 12 verres d'eau minéralisée. — Nous constatons que le gonflement des pieds, des mains et de la face a considérablement diminué; la perception des odeurs se fait déjà mieux, mais l'insensibilité des extrémités est la même; cependant, le malade accuse une amélioration dont il n'a pas souvenance; les

taches de la peau semblent également perdre de leur teinte cuivrée.

Frappé de ce succès inespéré et désireux d'emporter la presque certitude d'une guérison, en raison de la tolérance du malade, nous faisons la prescription suivante :

Bains entiers à 32 degrés centigrades, additionnés de 10 litres d'eaux-mères; — boisson à la sortie du bain.

Le 25 octobre, à notre départ de Salies, Jacques Lannes n'est plus reconnaissable; ses doigts sont souples au toucher et diminués de moitié de leur volume.. La calorification y est également beaucoup plus sensible. La face, qui est presque dégonflée, a perdu de sa coloration brune; l'odorat est complétement revenu; les extrémités inférieures seules conservent encore de l'empâtement jusqu'à la naissance du mollet, mais le malade a la perception du sol et marche plus librement.

Quant aux larges taches de la poitrine, du dos et des bras, elles ont entièrement disparu.

Jacques Lannes, d'après notre conseil, persiste dans son traitement jusqu'au 15 novembre, époque à laquelle il nous écrit, ainsi que nous en étions convenus, pour nous confirmer l'état d'amélioration incomparable dans lequel il se trouve et nous faire la promesse que l'an prochain il sera au nombre des premiers baigneurs arrivant à Salies.

Cette observation, il nous semble, tend à prouver que l'affection que nous venons de décrire doit être classée dans la scrofule, si l'on tient compte des agents thérapeutiques qui l'ont modifiée d'une manière aussi prompte que remarquable, comparativement aux divers traitements antérieurs.

TROISIÈME SÉRIE

DEUXIÈME OBSERVATION

ÉCROUELLES CERVICALES SUPPURÉES
Ostéites multiples.

Guérison.

Érasmine Lassalle est une jeune couturière de Lescar, âgée de 21 ans; elle est brune de cheveux, fraîche et blanche de peau, bien conformée, taille moyenne, poitrine intacte; les règles sont régulières, mais peu abondantes. — Père, mère et frère sont bien portants, cependant Érasmine se souvient d'avoir eu des gourmes dans son enfance.

Malade depuis plusieurs années, elle a consulté à Pau M. le docteur Daran, qui l'envoie à Salies après avoir suivi un traitement ayant pour base les amers, l'iodure de potassium ioduré, l'huile de morue, etc.

État actuel de la malade :

Ostéite suppurée de l'angle du maxillaire inférieur gauche. — Région sous-maxillaire, trois ganglions ulcérés. — Région sterno-claviculaire gauche, trois ulcérations fistuleuses assez profondes. — Région cervicale du même côté, abcès sous-cutané à ouverture violacée et difforme, en avant de l'oreille.

— Un second au niveau de la parotide, et deux autres ganglions suppurés entre l'espace formé par le sterno-mastoïdien.

Enfin deux ulcérations fistuleuses occupent la région sous-clavière gauche, le tout en pleine suppuration.

La région cervicale droite présente également de nombreux ganglions assez saillants, mais indolents et sans changement de couleur à la peau.

Traitement minéral du 20 *juillet.*

6 bains gradués à 30 degr. centigr., en commençant par le quart de minéralisation (soit 6 degr. à l'aréomètre), 12/ heure de durée. — Un verre d'eau minéralisée à la sortie du bain.

26 juillet. — Érasmine vient, toute joyeuse, nous annoncer que la suppuration de ses plaies a diminué de moitié; effectivement nous constatons déjà une amélioration sensible dans l'aspect et dans la nature de la sécrétion qui semble se tarir pour quelques-uns des ulcères.

Malgré l'extrême douleur éprouvée par la malade en se mettant au bain, elle nous réclame la prescription de l'eau minérale pure.

Prescription. — 10 bains entiers; eau de poulet minéralisée, un verre. — De deux en deux jours, pendant cinq minutes, prendre avant la sortie du bain une douche en arrosoir et légèrement fouettée sur les parties malades.

7 août. — La malade a pris 16 bains, 16 verres d'eau minéralisée et 5 douches.

Les règles étant survenues, Érasmine nous demande à s'en

aller à Pau, où son travail l'appelle pendant quelques jours, et nous promet de faire constater à M. le docteur Daran les résultats obtenus.

Au départ, l'ostéite du maxillaire inférieur est ombiliquée, tarie et presque cicatrisée; il en est de même des ulcérations sternales et sous-clavières et de celles formées par les ganglions et les parties molles. La malade ne se panse plus qu'une fois par jour.

25 août. — Érasmine revient à Salies pour y terminer sa cure, et, bien que les dix-huit jours de repos aient été employés dans les veilles pour livrer des travaux en retard, l'état général est excellent et la cicatrisation n'en continue pas moins sa marche progressive.

Du 26 août au 17 septembre. — En comptant le repos d'une nouvelle époque périodique, la malade a repris 19 bains, 10 verres d'eau minéralisée et 6 douches. *Soit* 35 bains, 11 douches et 26 verres d'eau minéralisée.

Le 18 septembre, Érasmine Lassalle quitte Salies entièrement cicatrisée. Quelques-unes de ces cicatrices sont encore vives et légèrement rénitentes par des inégalités cicatricielles inévitables, mais tout nous fait espérer qu'après la cure de l'année prochaine cette guérison sera définitivement confirmée.

Les ganglions indurés de la région cervicale droite ont entièrement disparu, à l'exception d'un nouveau qui siége à la nuque, vers la naissance des cheveux; la malade nous refuse l'incision du point qui tend à se ramollir.

TROISIÈME SÉRIE

TROISIÈME OBSERVATION

OTORRHÉE SCROFULEUSE, *remontant à cinq ans; surdité du côté malade.*

Guérison en 20 bains et 15 verres d'eau minéralisée.

Originaire de Salies, mademoiselle X..., jeune personne de 21 ans, blonde de cheveux, teint peu coloré, peau blanche, grande de taille et d'apparence lymphatique. A toujours joui d'une bonne santé et de fonctions périodiques régulières. — A l'exception d'une sœur, morte phthisique, ses autres frères, son père et sa mère sont également bien portants.

Principalement depuis cinq ans, mademoiselle X..., sans antécédents aigus, se plaint de perdre de plus en plus la perception de l'ouïe de l'oreille gauche, et ce défaut de perception coïncide avec l'abondance d'un écoulement muco-purulent de mauvaise odeur.

Divers moyens ont été employés pour modifier cette affection sans obtenir le résultat tant désiré par mademoiselle X..., ignorante qu'elle était des vertus curatives qu'ont les eaux de Salies, sa ville natale. Son envie de guérir fut si grande qu'elle eut le courage de porter pendant plusieurs mois, à la partie interne de l'une des jambes, un vésicatoire qui ne décida rien, et dont elle obtint à grand'peine la cicatrisation.

Mademoiselle X..., à l'exception de l'écoulement pour lequel elle nous consulte, ne se souvient pas d'avoir jamais rendu, de ce côté de l'oreille malade, de petits corps durs qui puissent nous faire craindre une perforation de la membrane tympanique et la sortie d'osselets. — L'oreille externe est saine et sans changements dans sa texture.

Mademoiselle X... prend une vingtaine de bains gradués, dont 15 d'eau minérale pure.

Conjointement à la sortie du bain, un verre d'eau de poulet minéralisée.

A la terminaison de cette première cure, parfaitement tolérée par la malade, l'ouïe est aussi fine que par le passé; l'écoulement de l'oreille a totalement disparu. Enfin mademoiselle X..., qui se propose, après repos, de reprendre quelques bains, est fraîche, bien portante, et n'a jamais eu aussi bonne apparence.

TROISIÈME SÉRIE

QUATRIÈME OBSERVATION

PHTHISIE *au premier degré; origine scrofuleuse.*

Guérison.

Marie Laplace, native de Salies, couturière à Bayonne, est âgée de 21 ans. Cette jeune fille, d'apparence délicate, a souffert de gourmes dans son enfance; son teint est décoloré, ses pommettes sont saillantes et légèrement teintées; elle a la peau blanche, les cheveux châtains; sa voix est enrouée. Enfin, tous les signes caractéristiques de la phthisie en voie d'évolution. Son père et sa mère sont vivants, plus un frère et une sœur dont elle est l'aînée.

Inégalement réglée, Marie Laplace se plaint d'une toux sèche et fatigante, accompagnée pendant la nuit de troubles dans le sommeil et de sueurs partielles abondantes. Avant son arrivée à Salies elle a reçu les soins éclairés de M. le docteur Dutournier, de Bayonne : les tisanes émulsives, les calmants, les révulsifs, l'huile de morue, la flanelle sur la peau, tout enfin a été mis en usage selon les indications.

A l'examen de la poitrine, la percussion donne une matité comparative très-saillante, du côté gauche, particulièrement au-dessous de la clavicule et en dehors.

A l'auscultation, respiration normale, du côté droit; expiration prolongée et craquements humides, du côté gauche, au-dessous de la clavicule et en rapport avec la matité; mouvements du cœur fréquents, etc., etc.

Traitement minéral du 4 septembre.

Bains minéralisés, moitié eau douce; 32 degr. centigr., 1/2 heure de durée.

19 septembre. — Je revois la malade après le 7e bain et je constate déjà une amélioration sensible dans l'ensemble du visage.

A l'auscultation, le bruit respiratoire est moins humide et plus étendu; les sueurs ont sensiblement diminué; le sommeil est bon et la toux presque nulle pendant la nuit. — Les règles, qui devaient arriver le 30 du mois d'août, apparaissent le 21 septembre sans douleurs et durent 3 jours seulement. — Au 1er octobre, Marie Laplace a pris en tout 13 bains, dont 6 à minéralisation naturelle de la source, soit 23 degrés de salure aréomètre Baumé. Mais ayant eu l'imprudence d'accepter de la baigneuse un bain trop froid, il lui survint à nouveau de la toux dont un large vésicatoire eut bientôt raison; et lorsque l'état de la peau nous le permit, la malade reprit 6 derniers bains à la suite desquels, le 20 octobre, forcée d'abandonner le traitement, elle s'en retourna à Bayonne, n'ayant plus apparence de sueurs ni de toux, la respiration égale et nette des deux côtés.

Le 10 février 1865, nous recevons une lettre de cette jeune fille, par laquelle elle nous apprend que depuis son retour à Bayonne elle est devenue fraîche et grasse, qu'elle a passé l'hiver sans la moindre apparence de toux, qu'enfin les forces lui sont revenues, qu'elle travaille tous les jours et ne s'est jamais si bien portée.

TROISIÈME SÉRIE

CINQUIÈME OBSERVATION

GLANDE *douloureuse au sein droit, dysménorrhée, métrite chronique, marche difficile, etc.*

Amélioration notable en 25 bains et boisson minéralisée.

Madame X..., d'Épernay, âgée de 31 ans, de taille moyenne, assez replète, a les cheveux bruns, les yeux bleus et saillants, le nez large, les lèvres épaisses, le teint coloré.

Mariée depuis 9 ans, madame X... a deux enfants ; ses premières couches ont été fort laborieuses : sa mère est bien portante, son père est mort, jeune, d'une affection du cœur.

Madame X..., malade dans son enfance, a eu des gourmes et des glandes cervicales; le cuir chevelu est parsemé de cicatrices dénudées qui l'attestent.

État actuel.

Glande douloureuse au sein droit après allaitement du second enfant. Cette glande est inégale au toucher, assez mobile et du volume d'un œuf de poule.

Règles peu abondantes, difficiles, avec coïncidence des douleurs du sein malade et qui augmentent vers l'époque périodique.

Madame X... éprouve également de la répulsion pour la marche, qui lui donne une grande fatigue, se plaint d'une pesanteur constante dans le bas-ventre et d'envies fréquentes d'uriner. Au toucher, le col de l'utérus, qui est incurvé en arrière, est lisse et de consistance normale.

En soulevant le corps de l'organe, la malade n'accuse pas de douleur, mais le poids en est assez considérable, et son segment antérieur est tout à fait incliné sur la paroi postérieure de la vessie, dont il diminue la capacité.

Ajoutons à cet ensemble que le cœur, un peu volumineux, est sans bruits anormaux et que cependant la malade se plaint de la fréquence de ses battements au moment des digestions, qui sont en général assez laborieuses.

Traitement minéral du 19 *juillet.*

Bains gradués au quart de salure. 1/2 heure de durée, 30 degrés centigr. Un verre d'eau minéralisée à la sortie du bain.

29 juillet. — Le traitement, bien supporté jusqu'à ce jour, est suspendu pour cause d'arrivée des règles, qui sont abondantes et sans aucune douleur. Heureuse de cette amélioration inaccoutumée, madame X..., qui était arrivée d'Épernay à Salies à petites journées, consent à faire le voyage de Bayonne, en compagnie de son mari et de sa femme de chambre, pour y visiter l'exposition. Disons également que la glande du sein est moins volumineuse, malgré l'apparition des règles, et sans coïncidence d'élancements.

2 août. — Rentrée à Salies, madame X... a bien supporté

la fatigue du voyage, s'est beaucoup amusée et reprend son traitement.

Prescription. — Prendre les bains entiers, à 30 degrés centigr., 1/2 heure de durée. Pendant le séjour au bain, doucher légèrement l'utérus avec la main au moyen de l'introduction de l'eau minérale dans le spéculum conique et fenêtré de la maison Galante, placé à cet effet.

Boisson minéralisée à la sortie du bain.

Pendant cette seconde phase du traitement, madame X... reprend des forces à vue d'œil, la marche devient de plus en plus facile; tous les jours elle fait de longues promenades à pied et en voiture; son appétit a considérablement augmenté et les digestions sont devenues parfaites.

22 août. — L'état général de madame X... est des plus satisfaisants, la coloration du visage est moins foncée, répartie d'une manière plus uniforme; la glande du sein est sans douleur et n'est plus qu'un nucule.

Le retour des règles, qui s'est fait le 21, est arrivé si bien et sans douleur, que madame X... qui, d'habitude, garde le lit à cette époque, n'hésite pas un instant à se mettre en route le 22.

Au départ, nous ne pouvons constater, à notre grand regret, l'état de l'utérus; mais, d'après les renseignements que nous donne la malade, elle se trouve infiniment mieux.

P. S. — Au moment où nous rédigeons cette observation, nous apprenons avec un véritable chagrin que madame X..., qui se proposait de nous revenir cette année, vient de succomber victime d'une fièvre muqueuse.

TROISIÈME SÉRIE

SIXIÈME OBSERVATION

MAL DE POTT, *incurvation de l'axe vertébral au niveau de la 10me vertèbre dorsale à la 2me lombaire. — Fourmillements des extrémités inférieures, avec projection marquée pendant la marche.*

Guérison en 36 bains.

X... est un beau garçon âgé de 20 ans; brun de cheveux, teint pâle, mais fortement membré. — Son père est mort à 42 ans, d'apoplexie; il a un frère aîné, et sa mère, encore jeune d'apparence, est bien portante.

Arrivé à l'âge de 14 ans, X..., soupçonné de mauvaises habitudes, fut atteint d'accidents choréiques des plus prononcés, avec cessation alternative de la parole, de la marche et des divers mouvements volontaires.

Cet état dura huit mois et disparut, au dire du malade, sous l'influence d'un traitement interne, dont il ne peut se souvenir, et de bains sulfureux.

Il y a trois ans, X..., seul, à Paris, employé dans les bureaux d'une administration importante, sous l'influence probable d'une jeunesse prématurée, ressentit des fourmillements dans les jambes, ainsi qu'un peu d'incertitude dans la marche, après un long repos; d'abord il n'y fit que peu d'attention ; mais, éprouvant une grande lassitude au moindre exercice, avec coïncidence de douleur dans les vertèbres, au niveau de la ceinture, le jeune homme, se sentant trop faible pour continuer son travail, prit le parti de retourner chez lui dans l'espérance que les soins et l'air natal le rétabliraient.

A son arrivée, soumis à l'examen du médecin de la maison, ce praticien ne tarda pas à découvrir le siége de l'affection, et fit placer des sangsues et des cataplasmes sur le point douloureux.

Mais le malade, devenu d'une grande faiblesse, et ne trouvant aucun soulagement à son état, ayant entendu parler des Eaux de Salies, prit le parti de venir nous y consulter.

État actuel. — 1er août.

X... ne se souvient pas d'avoir jamais eu des gourmes et des glandes dans son enfance. Sa figure est amaigrie plus que le reste du corps, sa pâleur fait ressortir des traits accentués, sa marche est incertaine et la projection des jambes très-sensible; quoique grand, il est visiblement courbé en avant; s'il se baisse, ce n'est qu'en fléchissant les genoux sur lui-même; et lorsqu'il veut ramasser son mouchoir à terre, il le prend par côté.

En examinant le rachis à nu, nous trouvons une saillie dont l'incurvation mesure environ huit à neuf centimètres d'étendue et qui correspond au niveau d'une partie de la courbure sacro-vertébrale.

En percutant légèrement sur ce point, nous déterminons une douleur profonde, mais sans irradiation sensible dans le bassin, dont les parties molles n'offrent aucune saillie anormale correspondante.

Traitement du 1er août.

6 bains minéralisés, moitié eau douce, soit à l'aréomètre 12° de salure, température 30 centigrades, 1/2 heure de durée; à la sortie du bain, un verre d'eau de poulet minéralisée..

10 août. — X.... a pris trois bains entiers, ce qui le met à son dixième bain, et dix verres d'eau minéralisée.

Le traitement est parfaitement toléré, l'aspect général est déjà meilleur, la marche plus assurée, la douleur nulle, et le malade peut impunément se promener, sans fatigue, dans la ville et ses environs.

23 *août*. —Après 21 bains, dont 15 entiers et 21 verres d'eau de poulet minéralisée, X... nous demande à retourner dans sa famille, avec promesse qu'il reviendra consolider sa cure dans les premiers jours de septembre.

Au départ, ce jeune homme est beaucoup plus droit et sa démarche est naturelle; en examinant à nu l'axe vertébral, nous constatons, à nouveau, par la percussion, l'absence totale de douleur, et la gibbosité qui se trouvait au niveau de la courbure sacro-vertébrale est remplacée, en quelque sorte, par la ligne droite.

20 *septembre*. — X..., entièrement consolidé, après avoir fait l'essai de ses forces, en passant une partie de la nuit à la danse, revient à Salies pour y terminer son traitement par quinze derniers bains entiers, et nous promet de revenir l'année suivante.

TROISIÈME SÉRIE

SEPTIÈME OBSERVATION

RACHITISME, *déviation latérale gauche de l'axe vertébral.*

Amélioration notable
en 21 bains et 18 verres d'eau minéralisée.

P. L., de Biron, environs d'Orthez, est une jeune fille âgée de 12 ans, blonde de cheveux, blanche de peau, à teint frais et coloré.

Le père est mort à 42 ans de pneumonie; la mère, toujours malade, est écrouelleuse.

En examinant cette jeune fille, dont l'apparente fraîcheur simule la santé, sa mère remarque, depuis quelques mois, que la taille de l'enfant a subi une inclinaison remarquable du côté gauche.

Engagée par le médecin de sa localité, elle conduit P. L... à Salies, dans l'espoir d'enrayer cette disposition au rachitisme.

8

État actuel.

La malade, examinée à nu, nous constatons une déviation de l'axe vertébral dont la convexité latérale est tournée de gauche à droite, de la première vertèbre dorsale à la première lombaire. Ce qui fait que le thorax, considérablement rétracté, du côté gauche, présente une voussure analogue du côté droit.

Traitement minéral du 21 août.

Bains gradués; eau de poulet minéralisée, un verre à la sortie du bain...

30 août. — L'enfant ayant pris 6 bains et 4 verres d'eau minéralisée, le traitement est assez bien supporté pour passer aux bains à minéralisation entière, soit : 23 degrés de salure, aréomètre Baumé.

4 novembre. — La malade est à son 17e bain et 14e verre d'eau minéralisée; l'état général est excellent, et, bien que la voussure du côté soit encore assez accusée, cependant l'enfant se tient beaucoup mieux, et l'axe vertébral est sensiblement redressé.

P. L. est pressée de retourner chez elle; à ma sollicitation, elle prend encore quatre nouveaux bains, aidés du traitement interne.

Nous recommandons à sa mère de nous la ramener la saison prochaine; dans l'intervalle, nous prescrivons l'huile de morue avant les repas, et l'usage d'un corset fortement baleiné, du côté incurvé, de façon à ne rien perdre des bénéfices acquis par la cure minérale.

CHAPITRE XII

QUATRIÈME SÉRIE

PREMIÈRE OBSERVATION

COXALGIE DU COTÉ GAUCHE. — *Raccourcissement considérable du membre malade; — Ouvertures multiples ossifluentes; — Vaste abcès par congestion, s'ouvrant au pli de l'aine.*

Guérison après 30 bains et boisson minéralisée.

Le malade qui fait l'objet de cette observation est un nommé Guarnalusse, âgé de 27 ans; il habite Sauveterre, où il remplit péniblement, en raison de ses souffrances, les fonctions de clerc de notaire. Sa mère est vivante et jouit d'une bonne santé.

Ce jeune homme, d'une jolie figure, a les cheveux bruns, le teint pâle, les pommettes saillantes et légèrement colorées; il est de taille moyenne et bien conformé, en dehors de l'articulation luxée, qui forme une saillie considérable, par le volume de la fesse de ce côté.

Le membre malade est dans la demi-flexion; la pointe

du pied tournée en dehors ; pendant la marche, il semble prendre sur elle un léger point d'appui, aidé d'une béquille.

La poitrine est bien conformée, rien d'anormal dans la respiration.

Le malade attribue sa coxalgie à une chute qu'il fit dans son enfance, en sautant d'une voiture de paille ; à la suite de cette chute, il garda le lit fort longtemps, ce qui nous fait croire, ne pouvant obtenir d'autres détails plus précis, à des désordres consécutifs, de nature scrofuleuse et déterminés par une luxation non réduite ou méconnue.

État actuel.

La souffrance, la privation de sommeil et la diarrhée sont les causes qui forcent ce pauvre garçon à quitter le travail pour tenter une cure des eaux de Salies.

En enlevant les nombreuses compresses qui recouvrent la parti malade et qui sont souillées par un pus abondant et de mauvaise nature, nous constatons les désordres suivants :

1° Un vaste abcès au niveau du pli de l'aine, dont la paroi dure et violacée est percée de trous multiples pouvant donner passage à un stylet ordinaire : le malade accuse une énorme sensibilité dans ce point, qui, pour lui, est devenu le siége de toutes ses douleurs ;

2° Une ouverture fistuleuse, au niveau du tiers supérieur et antérieur de la cuisse ;

3° Une seconde latérale, plus grande, ayant son siége à la partie moyenne ;

4° Enfin, cinq ouvertures multiples occupent, çà et là, la

partie centrale de la fesse, et la plus importante ayant son siége au niveau du pli de cette région.

En percutant les vertèbres, au niveau des lombaires, le malade ressent une douleur vive, correspondante à l'ouverture de l'abcès du pli de l'aine et s'irradiant dans le bassin du côté malade.

Prescription du 30 août. — Bain minéral, moitié salure, température 32 degrés centigrades, 1/2 heure de durée; eau minéralisée, un verre.

Les bains sont gradués selon la tolérance du malade, mais souvent interrompus en raison des débridements que nous sommes obligé de pratiquer; des phénomènes fréquents de saturation et d'embarras gastrique qui se montrent pendant le traitement et qu'il nous faut combattre par des vomitifs, des purgatifs, le repos et les cataplasmes; le tout aidé de la médication interne et d'une nourriture succulente.

Au 15 novembre. — Guarnalussé a pris une trentaine de bains et 20 doses d'eau minéralisée. Vers la terminaison du traitement, il supporte même l'addition à ses bains de dix litres d'eaux mères, qui complètent d'une manière remarquable, mais non sans douleur, l'amélioration obtenue.

Au départ de ce malade, auquel nous recommandons l'usage de l'huile de morue, avant les repas, en alternant avec les amers, nous constatons d'abord l'absence de toute réaction fébrile; l'embonpoint, la bonne coloration du visage, la régularisation de toutes les fonctions, la solidité des voies digestives et la continuité du sommeil dont Guarnalusse était privé depuis longtemps.

Nous constatons également la cicatrisation rétractée des divers trajets fistuleux de la fesse et du point abcédé de l'aine gauche qui, par les débridements, formait une vaste ouverture; deux points inférieurs seulement fournissent encore du pus bien lié et de bonne apparence.

Dans le mois de décembre, époque à laquelle nous rédigeons ces observations, nous recevons une lettre des parents de Guarnalusse, qui nous apprend que notre malade va de mieux en mieux, et que, depuis longtemps, il est rentré chez son notaire où il a repris ses fonctions.

QUATRIÈME SÉRIE

DEUXIÈME OBSERVATION

COXALGIE D'ORIGINE ARTHRITIQUE, *dégénérescence scrofuleuse, carie probable des os du bassin et du fémur, diarrhée, émaciation générale.*

En voie de guérison, après 35 bains gradués et 24 verres d'eau de poulet minéralisée.

Le sujet de cette observation est une jeune fille de douze ans, appartenant à des métayers des environs de Salies, qui, désolés des souffrances intolérables de leur pauvre enfant, après bien des sacrifices, se décidèrent, sur l'avis qu'ils reçurent de leur maître, à tenter pour la seconde fois une cure d'eau minérale.

Le 1er août, la malade nous fut amenée par son père et sa mère, Basquaise d'origine, et dont nous pûmes, à grand'-peine, extraire les renseignements suivants :

Il y a deux ans, après une longue fièvre, Marie Labordère fut prise de douleurs articulaires erratiques pour lesquelles son médecin l'envoya aux eaux de Dax; cette première cure ne fut pas heureuse; et, de retour chez elle, les douleurs, s'exaspérant à nouveau, vinrent se localiser sur la hanche gauche et se terminèrent par la formation d'un vaste abcès profond qui, se faisant jour au niveau du pli de l'aine, au-dessus du ligament de Fallope, devint une des causes des désordres que nous allons constater.

État actuel.

Marie Labordère est assez grande pour son âge ; elle se soutient à peine sur des béquilles pour arriver jusqu'à nous; sa figure est intelligente, ses yeux vifs, malgré son état d'amaigrissement et de décoloration qui en font l'expression de la douleur.

Le pansement qui recouvre le côté malade est entièrement souillé d'un pus liquide et grumeleux, qu'il faut étancher quatre à cinq fois par jour; il met à découvert des ouvertures multiples, toutes ossifluentes; nous en comptons six en arrière de la fesse, au niveau et au-dessous du trochanter de ce côté ; quatre autres occupent, environ à la même hauteur, la partie latérale et antérieure de la cuisse. L'abcès primitif du pli de l'aine, bien que béant encore, dans une étendue de quatre centimètres, tend visiblement à se tarir, en raison des fistules inférieures; et l'articulation coxo-fémorale offre, en saillie, le double du volume de l'autre, particulièrement du côté de la fesse.

Le membre, dont les mouvements sont fort douloureux, pour ne pas dire impossibles, est dans la demi-flexion, à angle droit, formé par l'articulation du genou, qui est également semi-ankylosé; le raccourcissement en est très-considérable. La pointe du pied, du côté malade, est distante du sol pendant la marche et tournée en dehors. Jusqu'à ce jour, poitrine saine, point de sortie d'esquilles.

Traitement minéral, le 3 août.

Prescription. — 6 bains minéralisés par moitié, soit 12° à l'aréomètre, température 31° centigrades, 1/2 heure de durée; à la sortie du bain, un verre d'eau de poulet minéralisée.

9 août. — La jeune fille est à son septième bain, qu'elle supporte avec résignation, malgré l'extrême douleur qu'elle ressent en y entrant. La suppuration a diminué de moitié, les ouvertures fistuleuses, de violacées qu'elles étaient, prennent une coloration vive; quelques-unes sont adhérentes et semblent déjà s'ombiliquer, particulièrement à la face antérieure de la cuisse; l'abcès primitif du pli de l'aine ne fournit plus de pus; la malade commence enfin à ressentir les bienfaits du sommeil qu'elle ne connaissait plus; point de diarrhée; appétit excellent; aspect meilleur, au dire de tous, même de la petite malade que l'espérance rend à la gaieté.

Prescription. — Bain minéral entier tous les matins, température 32° centig., soit 23° de salure aréomètre Baumé. Eau de poulet minéralisée, un verre.

Marie Labordère a pris en tout 20 bains, qu'elle nous demande de suspendre pour suivre sa mère, à Labastide, où la récolte rend sa présence nécessaire, et nous promet qu'elle reviendra le 12 septembre, après repos.

Pendant cette phase du traitement, l'amélioration a marché avec une rapidité incroyable, à ce point que, vers les six derniers bains, qui ont été pris avec douche en lavage, sur les points fistuleux, Marie, dont la gentillesse d'esprit amusait tout le monde, nous faisait appeler pour nous montrer la faculté qu'elle avait acquise d'entrer seule dans sa baignoire.

Le 12 septembre, fidèle à sa promesse, reposée de quelques phénomènes de saturation, Marie Labordère revient à Salies en bon état, presque guérie et le teint rosé.

Le traitement est repris avec les bains entiers et l'eau de poulet minéralisée. Nous ne revenons plus aux douches dont le concours douloureux nous paraît inutile.

Bref, la petite malade a pris en tout 35 bains, en deux saisons, et 24 verres d'eau de poulet minéralisée. Elle prend congé de nous le 26 septembre, dans l'état suivant :

Bonne coloration; état général excellent; les forces sont revenues et permettent à Marie, depuis longtemps, de se promener à l'aide de ses béquilles, une grande partie de la journée.

La hanche n'est plus douloureuse; elle a diminué de la moitié de son volume; les mouvements de la cuisse, quoique restreints, s'exécutent également sans douleur, et l'extrémité du pied concourt à la marche, en appuyant sur le sol. Des dix ouvertures fistuleuses, huit sont adhérentes et cicatrisées; le pus que fournissent les deux autres, dont l'une siége en arrière, au niveau du pli de la fesse, et la dernière à la partie latérale du tiers supérieur de la cuisse, du même côté, est de meilleure nature, et son écoulement permet à la malade un seul pansement dans les 24 heures.

Prescription, pour l'hiver. — 1° Après deux mois de repos, tous les matins, dans une tasse de houblon, prendre une cuillère à soupe de sirop de proto-iodure de fer.

2° Immédiatement avant les repas, une cuillerée à soupe d'huile de morue.

3° Régime : viandes rôties ou grillées, légumes herbacés, vin coupé d'eau, point de fécules.

4° Revenir à Salies la saison prochaine.

RÉFLEXIONS

Cette observation, jointe à quelques autres, démontre suffisamment, nous l'espérons et sans plus de commentaires, de quelle valeur sont nos Eaux en thérapeutique spéciale, et de quelle importance il est, pour le médecin, de tenir compte du principe héréditaire ou constitutionnel dans les maladies, avant de chercher à les enrayer ou à les modifier par l'action des eaux minérales.

QUATRIÈME SÉRIE

TROISIÈME OBSERVATION

Luxation spontanée et congéniale des deux cuisses; Scrofulides exsudatives du cuir chevelu, du bord des paupières et de la face; ganglions cervicaux indurés.

Amélioration notable en 32 bains et boisson minéralisée.

Marie d'Entraygues, fille unique, âgée de neuf ans, habite le château de Compiègne; son père et sa mère jouissent d'une bonne santé.

Au mois de décembre 1863, nous vîmes la petite malade pour la première fois; elle avait l'aspect suivant : teint blafard et bouffi, yeux bruns, cheveux châtains, nez épaté, lèvres épaisses et décolorées, épaules saillantes, encolure raccourcie, sternum bombé; claudication double de gauche à droite et *vice versa*; le tronc est fortement projeté en arrière; pendant la marche, qui ne peut être de longue durée, les pointes des pieds sont tournés en dehors; joignons à cet aspect l'envahissement du cuir chevelu par des croûtes jaunâtres ou brunies par des stries de sang ; les cheveux sont agglutinés, les régions cervicales et inguinales sont parcourues, çà et là, de ganglions indurés.

Le pourtour de la bouche est parsemé de gourmes adhérentes et le bord libre des paupières, presque dégarni de cils, offre également des ulcérations assez nombreuses.

En remontant à l'origine de la claudication, la mère de la jeune fille n'a aucun souvenir qui puisse la motiver accidentellement.

Si nous examinons le bassin à nu, nous constatons alternativement, au niveau de l'articulation coxo-fémorale, une saillie considérable formée par les grands trochanters ; ce qui, à notre avis, en raison des résultats que nous avons obtenus, indiquait bien plus une tendance à la luxation qu'une expulsion complète de la tête des fémurs de leurs cavités cotyloïdes : nous n'avons pu constater d'autres déformations.

Traitement antérieur aux eaux.

Nous prescrivons : huile de morue, — houblon, — sirop anti-scorbutique additionné de teinture amère, — raser la tête, — cataplasmes de fécule. — Les croûtes une fois détachées, onctions sur les parties malades avec la pommade suivante :

Axonge.	120 grammes.
Soufre sublimé	Ana
Charbon végétal.	
Calomel	4 grammes.
Extrait de ciguë	

M. T. E.

Deux bains par semaine, avec un kilo de gros sel de cuisine.

Après quatre mois de ce traitement bien supporté par la petite malade, les gourmes ayant disparu ainsi que les ganglions, l'état général s'étant considérablement amélioré, nous conseillons une cure de nos Eaux.

Le 5 août, reposée de tout traitement, Marie d'Entraygues vint à Salies ; l'amélioration s'est maintenue, et la mère de l'enfant est enchantée de ce premier résultat ; mais la marche est toujours claudicante et fort difficile ; la coloration sans changement notable, la croissance nulle.

Traitement minéral.

Du 6 août au 25, après 14 bains gradués et 14 verres d'eau de poulet minéralisée, nous voyons la petite malade, et nous constatons l'état suivant :

Aspect général excellent, bonne coloration de visage, appétit que rien ne peut satisfaire, et, chose plus remarquable encore, la claudication n'existe plus, pour ainsi dire ; l'enfant, à notre grand étonnement, marche droit, sans fatigue, et peut jouer impunément une partie de la journée.

Du 25 août au 8 septembre, époque à laquelle Marie D... quitte Salies, elle a pris en tout 31 bains et la même quantité d'eau minéralisée.

Au départ, Marie D... est dans l'état le plus satisfaisant : figure pleine et colorée, la marche est devenue si facile que l'enfant a pu parcourir, dans la journée, une distance de 12 kilomètres sans ressentir aucune fatigue.

Deux mois après, nous revoyons, à Compiègne, notre petite malade, dont l'état est toujours des plus satisfaisants ; sa structure n'est certainement pas parfaite, mais elle marche droit, avec facilité, sans fatigue, et la croissance, devenue normale, est aujourd'hui largement en rapport avec son âge. Elle reviendra cette année à Salies pour consolider sa cure, et nous ne pouvons douter d'un plein succès.

QUATRIÈME SÉRIE

QUATRIÈME OBSERVATION

COXALGIE DU COTÉ DROIT, *diathèse arthritique.*

Amélioration rapide après 25 bains ; — Rechute sérieuse trois mois après.

Madame X... habite Paris; veuve depuis longtemps, mère de famille, jeune encore, elle a conservé de la fraîcheur et de l'embonpoint.

Rien d'important, chez cette malade, comme question héréditaire; comme antécédent à sa maladie, il y a 22 ans, une première grossesse se compliqua de phlébite du côté gauche, dont les accidents graves la retinrent 6 mois au lit.

Huit ans après, une seconde grossesse, suivie d'avortement, fut le point de départ d'un rhumatisme de l'articulation coxo-fémorale droite, alternant avec une arthrite du genou gauche, suivie d'un léger épanchement sous-rotulien.

Bien que madame X..., sous l'influence de soins antérieurs, ait subi des alternatives d'amélioration et de recrudescence suivant les variations atmosphériques, au moment où elle nous consulte à Paris, vers la fin d'avril 1864, nous constatons l'état suivant :

Santé apparente; douleur et rigidité de la hanche droite s'étendant, de l'épine iliaque antérieure, au genou du même côté, avec sensation plus accentuée de la douleur dans cette partie.

Le genou gauche présente également un léger empâtement suivi de craquements à la flexion du membre; l'épanchement sous-rotulien n'existe plus. La marche est accompagnée d'une claudication dissimulée qui augmente ou diminue selon les variations barométriques. En examinant la hanche droite comparativement à la gauche, l'embonpoint du bassin y est considérable; mais il est impossible d'y constater un déplacement articulaire. La pression sur le grand trochanter, de ce côté, ne détermine pas de douleur.

Nous considérons donc que la claudication de madame X... existe sans déplacement, et bien que l'affection soit intra-articulaire, la claudication apparente se rattache autant à la rétraction musculaire du bassin qu'à la douleur déterminée par la pression que la tête du fémur exerce, pendant la marche, sur le fond de la cavité cotyloïde.

Ajoutons que la direction de la cuisse et du pied est tout à fait normale, et que la ligne transversale des rotules est de niveau.

En attendant la saison des eaux de Salies, nous conseillons à madame X, l'usage des anti-scorbutiques des amers, des purgatifs salins, aidés, de temps à autre, de bains alcalins et chlorurés, ainsi que la flanelle sur la peau.

Le 2 juillet, madame X... arrive à Salies, sans grande amélioration dans son état; nous constatons, en plus, une légère diminution comparative dans le volume du membre du côté droit.

Prescription. — 6 bains, au quart de saturation, 30 degrés centigrades, 1/2 heure de durée. — Un verre d'eau minéralisée à la sortie de chaque bain.

8 juillet. — Après un bien-être immédiat, les douleurs de madame X... s'exagèrent à nouveau et les nuits sont agitées.

Nous prescrivons 6 autres bains, moitié salure, et la continuation de l'eau minéralisée en boisson.

12 juillet. — Madame X... se plaint de sueurs exagérées ; mais elle trouve la marche plus facile et peut la prolonger sans douleurs.

A partir de ce moment, l'amélioration générale de l'état de madame X... n'a cessé d'aller en augmentant, jusqu'au jour de son départ, qu'elle n'a effectué qu'après avoir pris 25 bains, 8 douches locales et 12 verres d'eau minéralisée.

Cette amélioration était si complète que, pendant l'intervalle des règles, madame X... en a profité pour faire le voyage de Bayonne et celui de Pau.

Le 2 août, la malade quitte Salies pour se rendre dans le Nivernais; constatons qu'à cette époque elle est délivrée de ses douleurs et ne conserve plus qu'une légère rigidité dans la cuisse droite.

Désireux de compléter cette observation à notre retour à Paris, nous avons revu madame X..., et nous avons trouvé, à notre grand regret, que l'excellent résultat obtenu ne s'était malheureusement pas confirmé.

Madame X... nous apprend que, pendant son séjour dans le Nivernais, à la suite de quelques promenades, les douleurs ont reparu et la marche est redevenue claudicante; depuis le mois d'octobre ces mêmes douleurs se sont exagérées, et madame X... constate, après quelques étuves prises à Passy, un léger raccourcissement de la cuisse du côté malade.

Consulté par elle, à nouveau, après examen minutieux des parties malades, notre opinion reste toujours la même ; nous ne pouvons constater de déplacement, cependant la ligne rotulienne a disparu de niveau, mais nous croyons toujours à la rétraction spasmodique des muscles de la hanche, comme explication de ce phénomène ; aucune déviation n'existant dans la direction de la pointe du pied de ce côté et le pli de la fesse ayant conservé son aspect normal, nous prescrivons à madame X... un repos absolu et l'application d'une ou plusieurs séries de vésicatoires autour de l'article ; comme traitement interne, l'usage des iodures, combinés au sirop de douce-amère, et consécutivement l'huile de morue avant les repas.

Forcé de prendre notre service à Compiègne, nous apprenons que madame X..., gravement préoccupée de son état, a consulté l'un de nos chirurgiens les plus distingués, qui confirme ce traitement et prescrit l'immobilité contentive.

Si, maintenant, nous cherchons quelle peut être la cause d'une semblable rechute, ayant en parallèle des faits graves de même espèce, et dont l'heureux résultat s'est confirmé, comme on peut le voir, par l'observation qui suit, nous nous demandons si, d'une part, en raison de la chronicité de la maladie de madame X..., se sentant beaucoup mieux, elle n'a pas abusé de ses forces, par des mouvements exagérés, et si, de l'autre, à cause de cette disposition à la contractilité spasmodique des muscles de cette articulation, nous n'aurions pas dû nous contenter simplement de l'action résolutive et calmante de nos Eaux, sans y ajouter celle de la douche, qui, en vertu de son excitation et de son poids naturel, a pu déterminer une réaction fâcheuse dans cette articulation, ainsi que pour un autre cas, et sur nous-même, notre pratique nous l'a démontré un peu plus tard.

QUATRIÈME SÉRIE

CINQUIÈME OBSERVATION

COXALGIE ARTHRITIQUE, *précédée de lymphatisme.*

En voie de guérison.
29 bains gradués et 23 verres d'eau minéralisée.

M. X... est un jeune homme de 16 à 17 ans, habitant le département des Landes; d'un tempérament lymphatique et nerveux, bien pris, de taille moyenne; il a les cheveux bruns, les yeux noirs, le teint pâle; il n'a jamais été malade sérieusement dans son enfance; son père est mort jeune; sa mère, son frère et ses sœurs jouissent d'une bonne santé.

En février 1862, étant au collége, il faisait de la gymnastique, lorsque, tout à coup, il ressentit une vive douleur dans la cuisse et la jambe gauche; cette douleur dura dix minutes, puis le jeune homme, redevenu calme, n'y fit plus attention.

Huit jours écoulés, après une longue promenade à pied,

se sentant fatigué, X... alla s'asseoir, dehors, sur un banc de bois, puis rentrant, il fut accablé toute la soirée.

Le lendemain, au lever, X... est tout surpris de ne pouvoir se porter sur sa jambe gauche sans boiter et ressentir une vive douleur dans l'aine et le genou du même côté.

Cet accident, qui fut le point de départ de l'affection, se compliqua de la sortie de nombreux furoncles et d'un mouvement humoral qui, modifié par le repos et le traitement, permit au malade de reprendre les habitudes du collége.

Cependant, après la fatigue de la journée, ayant toujours le sentiment de son ancienne douleur et tourmenté par ce malaise incessant, le jeune X... écrivit à sa mère qui le rappela auprès d'elle.

Rentré chez lui, MM. les docteurs Darricau et Cléris, de Bayonne, furent appelés en consultation : après examen, constatant l'origine arthritique de cette affection, ils décidèrent que le malade irait prendre les bains de Dax. Le résultat de cette médication nouvelle fut une amélioration négative ; car le malade quitta Dax pour Bagnères-de-Bigorre dont les effets ne furent pas plus heureux.

Pendant et après cette seconde saison, l'exercice étant conseillé au jeune X..., comme moyen curatif et fortifiant, il rentra au collége au mois d'octobre.

C'est alors qu'après douze leçons d'escrime, le mal devint plus intense et que le membre s'allongea de 4 centimètres ; phénomène accompagné de vives douleurs au moindre mouvement.

Revenu à nouveau dans sa famille et condamné au repos absolu, les sangsues, les vésicatoires, trois cautères furent appliqués successivement sur le siége du mal, et six mois après ce traitement énergique, l'allongement ayant disparu, le jeune X... put se lever, au moyen de l'appareil inamovible de Mathieu.

C'est à ce moment que M. le docteur Dufour, médecin ordinaire de la famille, désireux d'entourer son malade de toutes les lumières de l'expérience, put, à la faveur de cet appareil, conduire le jeune X... à Paris.

MM. Nélaton et Bouvier, consultés dans cette circonstance, approuvant, d'un commun accord, le traitement antérieur et actuel, autorisèrent le jeune X... à rentrer chez lui, en y ajoutant quelques modifications.

Mais au mois de décembre, sous l'influence probable de la saison, repris de nouvelles douleurs, après huit jours de repos au lit, M. le docteur Dufour constate, chez son malade, un raccourcissement de la cuisse gauche, offrant, environ, une différence comparative de deux à trois centimètres; ce raccourcissement est accompagné de tremblements involontaires du membre, lorsque le malade veut se tenir debout.

Bref, après le repos, les calmants et la chaleur, M. X... éprouve un mieux sensible, qui, vers le printemps, lui permet, au moyen de l'appareil Mathieu, de se lever, de prendre l'air en petite voiture, qu'il dirige lui-même, à l'aide de son domestique qui la pousse.

C'est à ce degré de la maladie que notre distingué confrère, convaincu de l'efficacité des eaux de Salies pour son malade, nous le conduisit au 1er septembre dernier.

État actuel.

Avant et à son arrivée à Salies, M. X..., dont nous connaissons les antécédents et l'aspect physique, reste couché une partie de la journée; l'immobilité est sans douleur; cependant, lorsqu'il est au lit, il ne peut s'appuyer sur la hanche gauche.

Le malade est dans l'usage, l'après-midi, de revêtir son appareil et d'aller, au moyen de deux grandes béquilles, se placer dans sa petite voiture et d'y faire une promenade.

Examiné à nu, de concert avec M. le docteur Dufour; nous constatons : 1° Un peu d'amaigrissement de la cuisse du côté malade.

2° Une légère rétraction des muscles du bassin, de ce côté, ce qui établit une déviation sensible dans la ligne transversale des épines iliaques antérieures, de droite à gauche.

3° Cette déviation est presque imperceptible au niveau des rotules.

4° Le malade, étant couché, les jambes rapprochées et de niveau, il n'y a aucune tendance à la déviation de la pointe du pied gauche, soit en dehors, soit en dedans.

5° En examinant comparativement les saillies formées par les trochanters, nous constatons que le côté gauche est plus saillant que le droit; la pression y est également sensible.

Quant aux mouvements, ils sont rigides et douloureux.

6° Enfin, le malade, nu et debout, appuyé sur ses béquilles, éprouve une grande répulsion à quitter son appareil qui le protége, dit-il, contre la déviation en dehors, dont il a conscience ; le point d'appui est également douloureux.

D'après ce court aperçu, nous croyons pouvoir conclure que le léger raccourcissement du membre malade tient bien plus, comme dans l'observation qui précède, à la rigidité spasmodique, ainsi qu'à la rétraction musculaire du bassin, qu'à une luxation spontanée, réelle, mais bien sur le point de s'effectuer.

Traitement minéral.

Ce traitement se compose de 29 bains dont les dix premiers ont été mitigés graduellement et les derniers additionnés de dix litres d'eaux mères.

Vers le milieu du traitement, nous avons administré au malade une douzaine de douches en arrosoir et fouettées ; en ayant le soin d'en graduer la température, la durée, et de les généraliser sur toute l'étendue du membre.

A la sortie du bain, M. X... a bu, en tout, 23 verres d'eau minéralisée.

L'amélioration a la progression suivante :

Au dixième bain, sur notre avis, M. X... quitte son appareil pour ne plus le remettre, se servant simplement de ses béquilles.

Au vingtième bain, X... a quitté sa petite voiture et ses béquilles, pour les remplacer par des cannes, et rentre, de ses bains chez lui, en se promenant.

Observons que l'état du malade s'est maintenu toujours progressant, jusqu'au départ, et qu'aujourd'hui, 24 janvier, époque à laquelle nous rédigeons cette observation, nous recevons de notre confrère, M. le docteur Dufour, la lettre suivante dont nous extrayons ce passage :

« Je suis heureux de vous annoncer le succès incontestable « des bains de Salies sur la coxalgie rhumatismale de M. X..., « et de vous confirmer son maintien, malgré les circonstances « si défavorables, et par cela même plus décisives, au milieu « desquelles s'est consolidé ce remarquable résultat.

« Nous avons eu un hiver froid et très-humide, qui aurait « dû ramener plus encore ces douleurs dans les mouvements

« et qui s'étaient ravivées alors, dès le mois de décembre : loin
« de là, notre jeune malade s'est trouvé plus alerte, et au-
« jourd'hui il use à peine de l'une des deux petites cannes
« dont vous l'aviez armé à son départ de Salies ; il n'a plus la
« moindre souffrance, se promène chaque jour sans fatigue et
« joue avec aisance sa partie de billard, etc., etc. »

Comme on peut le voir, cette observation, bien qu'ayant une grande analogie avec la précédente, a cependant des résultats consécutifs bien différents.

TABLE DES MATIÈRES

CHAPITRE VII.

CHAPITRE VIII.

CHAPITRE IX.

Première série.

CHAPITRE X.

Deuxième série.

CHAPITRE XI.

Troisième série.

Chapitre XII.

Quatrième série.

Paris. — Imp. Wiesener et Cie, rue Delaborde, 12.

www.ingramcontent.com/pod-product-compliance
Ingram Content Group UK Ltd.
Pitfield, Milton Keynes, MK11 3LW, UK
UKHW012225240726
13966UKWH00003B/950